D1984125

HEYNE
RAT-
GEBER

*Eine Auswahl*
HEYNE DIÄT-KOCHBÜCHER *in der*
PRAKTISCHEN REIHE
*finden Sie auf der letzten Seite dieses Bandes*

DR. A. HOFF – LISA MAR

# DIE RICHTIGE LEBER- UND GALLEDIÄT

*230 Rezepte für Heil- und Schonkost,*
*zur Vorbeugung bei Leber- und Galleerkrankungen,*
*bei Gelbsucht und nach Operationen*
*mit Diätplänen und Wochenspeisezetteln*

*und ausführlichem Register*

WILHELM HEYNE VERLAG
MÜNCHEN

HEYNE KOCH- U. GETRÄNKEBÜCHER
Nr. 07/4095

Die Berechnung der Nährstoffe im Rezeptteil ist auf Grund der Tabellen ›Was enthalten unsere Nahrungsmittel? Ihre Zusammensetzung und ihr biologischer Wert‹ von Prof. Dr. W. Heupke und Dr. G. Rost, Universität Frankfurt a. M., vorgenommen worden.
Die Vitamin-Hinweise im 2. Teil des Buches sind in Anlehnung an die Darstellung in dem zweibändigen Werk ›Die Vitamine und ihre klinische Anwendung‹ von Dr. med. W. Stepp, Dr. med. J. Kühnau, Dr. phil. Dr. med. Schröder, 7. umgearbeitete Auflage 1957, Ferdinand Enke Verlag, Stuttgart, gegeben worden, soweit nicht Analysen staatlich vereidigter Lebensmittelchemiker über die hier erwähnten Nahrungsmittel vorlagen, welche in diesen Werken nicht aufgenommen sind.

15. Auflage

Copyright © 1969 by Walter Hädecke Verlag, Weil der Stadt
Printed in Germany 1985
Umschlagentwurf: Atelier Heinrichs, München
Umschlagfoto: Atelier Dieter Hinrichs, München
Gesamtherstellung: Ebner Ulm

ISBN 3-453-40069-0

# Inhalt



REZEPTTEIL

**Abkürzungen:**

EL = Eßlöffel, TL = Teelöffel, Msp = Messerspitze, F = Fett,
E = Eiweiß

Die Rezepte sind, wenn nicht anders angegeben, für 1 Person berechnet.

# Vorwort

Die Krankheiten und Leiden der Leber und krankhaften Zustände im Bereich der ableitenden Gallenwege und der Gallenblase sind in ständiger Zunahme begriffen. Sachkundige schätzen die Zahl der Menschen, die an einem Leberleiden, an einer geschädigten Leber oder an einer Überempfindlichkeit dieses zentralen Organs leiden oder deren Gallenorgane in ihrer Struktur oder in ihrer Funktion gestört sind, allein in der Bundesrepublik auf etwa 5 Millionen.

Für dieses große Heer von Menschen, die Träger eines Schadens im Bereich der Leber sind, stehen die Fragen »Was darf ich nicht essen? Was soll ich vor allem essen?« im Mittelpunkt des Interesses an ihrer Gesundung.

Dem Patienten bereitet das Wort ›Diät‹ meist ein gewisses Unbehagen, wenn nicht gar einen kleinen Schreck. Vorwurfsvoll und mit Selbstbedauern betrachtet er das Verzeichnis der verbotenen Speisen und Gerichte, und voller Mißbehagen und Ratlosigkeit überschaut er die Lebensmittel, die ihm erlaubt und empfohlen sind. Der eindringliche ärztliche Rat, sich für Wochen, Monate oder gar für einen noch gar nicht absehbaren Zeitraum ›an die Diät zu halten‹, löst bei den meisten Menschen das unbehagliche Gefühl oder die Überzeugung aus, daß es nun mit der Freude am Essen für lange Zeit vorbei sein wird. Der Begriff ›Diät‹ erweckt im allgemeinen die Vorstellung von Monotonie und Geschmacklosigkeit.

Das vorliegende Buch will dieses Vorurteil überwinden helfen und dem Leber- und Gallekranken eine Fülle von Rezepten an die Hand geben, die es ihm ermöglicht, eine bekömmliche, die Gesundheit fördernde Kost auch schmackhaft und appetitanregend herzustellen. Der Arzt kann in der Sprechstunde nur eine Zusammenstellung der verbotenen, der erlaubten und der empfohlenen Speisen aushändigen. Dieses Buch baut auf diesen Verordnungen auf und differenziert sie in die verschiedenen Möglichkeiten und Kombinationen.

Die Abfassung populärer Schriften über Gesundheit, Krankheit und Heilung verfolgt keineswegs den Zweck, den in Krankheitsnot geratenen Menschen zur Selbstbehandlung zu verleiten. Dieses Buch soll nur Anleitungen zur praktischen Durchführung der ärztlich verordneten Diät geben.

*Dr. med. A. Hoff – Lisa Mar*

# Aufbau und Funktion der Leber und der Gallenwege

Die **Leber** ist ein etwa anderthalb bis zwei Kilo schweres Organgebilde, das in die *rechte Zwerchfellkuppel* eingebettet ist und von den unteren Rippen schützend umgeben wird. Sie ist der tastenden Hand nur an der Vorderseite des Rippenbogens zugänglich, von wo aus der Arzt sich über Schrumpfung oder Schwellung, Verhärtung oder andere Veränderungen ein plastisches Bild machen kann. Etwaige Schmerzen treten nicht nur hier auf, sondern werden vom Kranken oft auch im Rücken, insbesondere im Bereich des unteren Schulterblattwinkels, empfunden.

Die **Gallenblase** liegt an der Unterseite der Leber und ist nur tastbar, wenn sie vergrößert, verhärtet oder entzündet ist.

Der unter dem Mikroskop erkennbare *Feinstaufbau des Lebergewebes* zeigt, daß die eigentlichen Leberzellen in einem Gitterwerk aufgehängt sind, das aus feinsten *Blutgefäßen (Kapillaren), Lymphbahnen, Gallenkanälchen* und *Stützgewebe* gebildet wird. Jede Leberzelle wird aber nicht nur von diesem feinsten Röhrennetz erreicht und umgeben, sondern wird auch noch von Nervenfasern aus dem *autonomen vegetativen Nervensystem* umsponnen, das die Blutzufuhr, die Funktion und Arbeit jeder einzelnen Zelle steuert.

Die **Blutzufuhr** zur Leber geschieht durch die Pfortader, in der sich das gesamte mit Nährstoffen beladene Blut des Magens und des Darms sammelt. Die verdaulichen Anteile der Speisen werden im Magen-Darm-Kanal soweit in ihre Grundbestandteile zerlegt, daß sie löslich sind und die Darmwand passieren können. Mit dem Blutstrom der *Pfortader* gelangen sie in die Leber, die das erstaunliche Werk zu vollbringen hat, in ihren Zellen aus den gelösten Grundstoffen der Nahrung körpereigene Substanz und die Vorstufen dazu aufzubauen. Es gibt keine chemische Fabrik oder ein Laboratorium, das nur annähernd in der Lage wäre, diesen hochkomplizierten Prozeß nachzuahmen.

Eine weitere wichtige Funktion der Leber ist die **Entgiftung.** Während des Verdauungsprozesses entstehen im Darm Zersetzungsprodukte, die dem Körper nicht zuträglich sind, ja die für ihn ausgesprochen giftig sind. Soweit diese Stoffe löslich sind, passieren sie mit den Nahrungsstoffen gemeinsam die Darmwand und erreichen durch die Pfortader die Leber. Dieses wundersame Organ vermag in seinen Zellen das Bekömmliche vom Unbrauchbaren sehr wohl zu trennen. Die gelösten Substanzen, die als ›körperfremd‹, unbrauchbar oder gar giftig von den Leberzellen erkannt werden, erfahren hier ein energisches ›Halt‹. Die Leber wirkt wie ein Filter. Es handelt sich aber um ein lebendes, ein aktives Filter, das sich auch ständig selbst wieder reinigt. Alles, was dem Körper nicht dienlich ist, wird nicht nur einfach aufgefangen, sondern die Leber hat die Fähigkeit, gewisse Stoffe durch ihre Fermente in harmlose Produkte zu zerlegen, die im Körper ›verbrannt‹ (oxydiert) werden. Andere erfahren eine Entgiftung, indem sie an Substanzen angelagert werden, die im Blutstrom kreisen. Sie werden also chemisch gebunden, wodurch sie für die Niere faßbar und von dieser ausgeschieden werden können. Andere Giftstoffe wiederum werden mit der Galle abgesondert, worüber noch zu berichten sein wird.

Es ist ohne weiteres zu erkennen, daß das ›Filter‹ und die ›Entgiftung‹ verschieden stark beansprucht werden, je nachdem, ob der Mensch sich gesund oder fehlerhaft ernährt und sich Substanzen einverleibt, die der Leber schädlich sind. Ebenso einleuchtend und verständlich ist es, daß die Schutzvorrichtungen der Leber in ihrer Leistung begrenzt sind, sowohl was die Menge des Giftes angeht, das in sie einströmt, als auch was die Dauer betrifft, mit der ein schädlicher Stoff oft oder regelmäßig über eine gewisse Zeit hinaus einverleibt wird. Machen wir uns nachdrücklich klar: Alles, was wir über Zunge und Gaumen in den Magen und Darm befördern, muß – soweit es löslich ist – auch die Leber passieren! Im nächsten Kapitel wird darauf eingegangen werden, was sich der Mensch aus Leichtsinn, Genußsucht oder Unverstand alles antut, um seine Leber zu belasten oder sie gar zu überfordern und schließlich zu schädigen.

Das **Blut**, das in langsamem Strom die zahllosen Leberzellen umspülte, die Zufuhr der Nährstoffe ermöglichte und sich mit den in den Leberzellen gefertigten Aufbauprodukten belud, sammelt sich in der *Lebervene*. Diese mündet nach kurzem Verlauf unterhalb des Zwerchfells in die *Körperhohlvene*, die zum Herzen führt.

Bemerkenswert ist die Tatsache, daß das Fließen des Blutstroms und der Säfte innerhalb der Leber im wesentlichen von den *Atembewegungen* in Gang gehalten wird. Die Leber liegt bekanntlich unterhalb der rechten Zwerchfellkuppel. Senkt sich diese während der Einatmung, so drückt sie mit ihren muskulären Kräften die Leber aus, etwa wie ein Schwamm. Während der Ausatmung steigt das Zwerchfell wieder nach oben, statt des Drucks bildet sich jetzt ein Sog, der den venösen Blutstrom aus dem Eingeweide zur Leber in Gang setzt.

Der rhythmische Wechsel von Ein- und Ausatmung liefert die motorische Kraft, die für Zufuhr und Abfluß des Blutes und für die Ausscheidung der Galle aus der Leber sorgt. Es ist deshalb dringend geboten, daß wir mehrmals täglich im Sitzen, Stehen oder Gehen tief durchatmen. Bettlägerige führen die Tiefatmung im Liegen und Sitzen aus. Während der Einatmung dürfen die Schultern nicht hochgezogen werden, sondern müssen locker und entspannt bleiben. Auch ein einseitiges Vorwölben des Brustkorbs oder der Bauchdecken ist falsch. Die tiefe Atmung hat den Brustkorb in seinem Umfang ringsum zu weiten. Alle Atembewegungen geschehen langsam, ohne Pressen und ohne Gewalt. Die Ausatmung vollzieht sich passiv, ohne unser aktives Dazutun.

Während des biologisch-chemischen Aufbau- und Entgiftungsprozesses in der Leber entsteht die **Galle**, eine merkwürdige Substanz, die man als ein Abfallprodukt bezeichnen könnte. Diese zähe, gelblich-grüne Flüssigkeit wird von den Leberzellen in die *Gallenkapillaren* abgesondert, die sich zu immer größeren Röhren vereinigen und schließlich im großen *Gallengang* an der Unterseite der Leber münden. Dieser nur einige Zentimeter lange Gang mündet seinerseits im *Zwölffingerdarm*. In diesem Bereich befindet sich noch ein bemerkenswertes Gebilde, von dem sich mancher Mensch wünscht, es wäre nicht vorhanden, nämlich die *Gallenblase*. Die Gallenblase steht durch einen eigenen, röhrenförmigen Kanal in direkter Verbindung mit dem großen Gallengang. Die Galle ist nicht nur einfach ein Abfallprodukt des Leberstoffwechsels, sondern hat im Darm noch eine Funktion auszuüben, nämlich bei der Fettverdauung behilflich zu sein. Die aus der Leber ständig abfließende Galle wird zwischen den Mahlzeiten in der Gallenblase gesammelt und entleert sich von dort erst, wenn der Speisebrei aus dem Magen in den Zwölffingerdarm übertritt. All diese Vorgänge verlaufen beim Gesunden sozusagen ›automatisch‹, ohne unser Dazutun und ohne daß irgendwelche Empfindungen in unser Bewußtsein gelangen. Diese Harmonie der Funktionen besteht nur bei völliger Gesundheit.

# Die Ursachen für akute Erkrankungen und chronische Leiden der Leber und der Gallenwege

Die akuten Erkrankungen, die Funktionsstörungen und chronischen Leiden der Leber und der Gallenwege haben in allen zivilisierten Staaten im Laufe der letzten zehn Jahre stark zugenommen. Man schätzt die Zahl der mit einem chronischen Leberleiden behafteten Menschen in der Deutschen Bundesrepublik auf zehn Prozent der Bevölkerung!

Wenn wir derartigen Organschädigungen, vor allem Verschlimmerungen bereits bestehender Funktionsstörungen und krankhafter Veränderungen im Bereich der Leber und der Gallenwege vorbeugen wollen, müssen wir uns mit den Ursachen beschäftigen, die Leberleiden auszulösen oder zu verschlechtern vermögen.

Es steht fest, daß nicht eine, sondern eine Mehrzahl von Ursachen in Frage kommt, die, von Fall zu Fall verschieden, entweder einzeln wirken oder – sich verhängnisvoll addierend – ein Leberleiden auslösen. Eine besondere Bedeutung wird der *infektiösen Leberentzündung* (Hepatitis) zugemessen, einer Krankheit, die, meist mit *Gelbsucht* einherlaufend, besonders während des Krieges und in den Nachkriegsjahren epidemisch auftrat. Diese ›Gelbsucht‹ verläuft in der Regel ›harmlos‹, macht keine besonderen Beschwerden und ist nach einigen Wochen Bettruhe abgeklungen. Zuweilen treten nach Monaten, meist aber erst nach Jahren, Beschwerden auf, die den Patienten zum Arzt führen. Man muß annehmen, daß diese Gelbsucht bei dem einen mehr, beim anderen weniger starke Schäden an der Leber verursacht. In vielen Fällen wird es sich so verhalten, daß außer der Gelbsucht noch andere Schädigungen einwirkten, die ein späteres Leiden auslösen und Beschwerden hervorrufen. Auf derartige Schädigungen, die auch ohne eine vorhergehende Gelbsucht ein Leberleiden auszulösen vermögen, wird näher einzugehen sein. Hier ist an erster Stelle eine *fehlerhafte* und *ungesunde Ernährung* hervorzuheben.

Was wir heute im allgemeinen als ›Normalkost‹ oder als ›bürgerliche Küche‹ bezeichnen, ist alles andere als normal. Über die Ernährung ist viel gesprochen und noch mehr geschrieben worden. Die Forschung auf diesem Gebiet ist ständig am Werk. So ist es erklärlich, daß die meisten Menschen nicht mehr zu unterscheiden vermögen, was richtig und was falsch ist. Fest steht, daß manche wissenschaftliche Irrtümer auch Irrlehren nach sich zogen oder daß Einzelergebnisse der Forschung verallgemeinert wurden, was wieder zu Irrtümern führte.

Aus der großen Zahl von Fehlern, die sich in unsere Ernährungsweise eingeschlichen haben und schließlich zur allgemeinen Gewohnheit, zur ›Norm‹ wurden, will ich in ein paar Sätzen die wichtigsten herausstellen.

Von den meisten Menschen kann man sagen, daß sie *zuviel essen,* sie führen also dem Körper mehr Nahrung zu, als dieser verarbeiten kann. Hierdurch werden die Stoffwechselorgane, insbesondere die Leber, überlastet. Dieses ›Zuviel‹ wird noch im ungünstigen Sinne gesteigert durch eine falsche Zusammensetzung der Nahrung. Die meiste Nahrung wird erhitzt (gebacken, gebraten, gekocht) oder durch einen Fabrikationsprozeß ›verfeinert‹ (Weißmehlprodukte, Süßigkeiten, Konserven). Diese Fehler auf der einen Seite werden verbunden mit einem Mangel an Frischkost (Obst, Salat, Rohkost, Frischmilch u. a.), wodurch ihr schädigender Einfluß wesentlich gesteigert wird. Als besonders grober Fehler müssen der Verzehr und die Zubereitung der Speisen mit tierischem Fett hervorgehoben werden. Als *tierisches Fett* hat in diesem Zusammenhang nur das am Tier gewachsene Fett zu gelten, Butter besitzt diese Mängel nicht so ausgeprägt, sofern sie mäßig und in roher Form genossen wird. Die Verdauung des tierischen Fettes belastet die Leber außerordentlich! Die meisten Leberkranken empfinden dies sehr deutlich und verspüren in der Regel einen Widerwillen gegen fette Speisen. Besonders unzuträglich wird das tierische Fett, wenn es stark erhitzt wurde, wie es bei der Zubereitung von Pfannengerichten üblich ist. Hierbei bildet sich ein Stoff, das *Akrolein,* das geradezu als Gift anzusprechen ist. Nicht weniger bedenklich als das tierische Fett sind die Margarinearten, die durch die chemische Härtung (Hydrierung) von Pflanzenölen hergestellt werden. Für den Gesunden und erst recht für den Kranken gilt daher die Forderung, daß nur kaltgepreßte Pflanzenöle und Pflanzenfette in der Ernährung Verwendung finden dürfen. Zur Diät geeignet sind außerdem jene Margarinearten, die aus kaltgepreßten – nicht chemisch nachbehandelten – Pflanzenfetten und -ölen ohne Fremdstoffzusätze hergestellt werden.

Die reichliche Ernährung hat neben der Überforderung der Leber und der Ansammlung von Fettpolstern noch einen Nachteil. Die über den Bedarf des Körpers hinaus zugeführten Speisen geraten im Darm leicht in *Gärung* und *Fäulnis*. Dies gilt in erster Linie von verfeinerter und konzentrierter Nahrung. Süßigkeiten, Kuchen und Weißmehlgerichte rufen Gärungszustände hervor, während reichliche Zufuhr von Fleisch und Fisch – vor allem wenn diese Gerichte noch mit Fett zubereitet wurden – einer fauligen Zersetzung anheimfallen. Bei diesen Gärungs- und Fäulnisvorgängen entstehen Giftstoffe, die mit der verdauten Nahrung durch die Darmwand aufgenommen werden und von dort durch die Pfortader in die Leber gelangen. Dieses strapazierte Organ hat nun neben der Verdauung auch noch die schwierige und belastende Aufgabe, diese Giftstoffe abzufangen, auf kompliziertem chemischem Weg unschädlich zu machen und schließlich zu eliminieren. Bei der Darmträgheit besteht meist eine sehr ausgeprägte innere Vergiftung vom Darm her. Es ist nicht nur einleuchtend, sondern leider eine immer wieder beobachtete Erfahrung, daß die Leber diese ständige Anforderung und Überlastung nur eine begrenzte Zeit zu leisten vermag. Eines Tages zeigt sich die Leberschwellung, die Funktionsstörung oder gar ein ernsteres Leiden.

Ein weiteres sehr wichtiges Kapitel bildet der *Medikamentenmißbrauch*. Man verstehe mich richtig, ich spreche nur vom Mißbrauch. Gegen die sinnvolle Verordnung und richtige Dosierung von Medikamenten im Krankheitsfall ist kein Einwand zu erheben. Verhängnisvoll aber ist, was wir in einem geradezu erschütternden Ausmaße erleben, daß von einer Unzahl von Menschen manche medikamentöse Substanzen ständig oder zumindest in langen Abständen regelmäßig genommen werden. Einige Zahlen aus der internationalen Statistik seien hier angeführt: In Dänemark mit seinen 4 Millionen Einwohnern werden jährlich 150 Millionen Schmerztabletten und 9000 kg Schlafmittel verbraucht. In England werden *täglich* 10 Millionen und in Amerika 80 Millionen Schmerztabletten konsumiert! Ferner werden in den USA täglich 40 Millionen Schlaftabletten und 50 Millionen Abführmittel eingenommen. In Deutschland liegen die Verhältnisse nicht besser. Der Arzneimittelverbrauch ist in den letzten Jahren sprunghaft angestiegen. Die sogenannten ›harmlosen‹ Kopfweh-, Schlaf- und Abführtabletten verlieren ihre Harmlosigkeit, wenn sie tagtäglich oder fast täglich eingenommen werden und immer wieder die geduldige Leber passieren.

Eines der bekanntesten und berüchtigsten Lebergifte ist der *Alkohol.* An erster Stelle stehen die Schnäpse, Liköre, also die konzentrierten Spirituosen. Die *Säuferleber* ist ein Begriff, den jeder kennt. Auch hier gilt die Erfahrung, daß der regelmäßige Genuß dieser Alkoholika die Hauptgefahr darstellt. Es ist dabei gar nicht nötig, daß es zum Schwips oder gar zum Rausch kommt. Auch schwere Weine und die sogenannten Starkbiere ruinieren die Leber langsam, aber sicher. Gegen den Genuß eines naturreinen leichten Weines oder gegen den erfrischenden Trunk eines normalen Bieres können beim Gesunden keine ernsten Bedenken erhoben werden. Anders verhält es sich allerdings, wenn die Leber bereits geschädigt ist. Darum ist strenge Abstinenz nicht zu umgehen.

Allzu *vieles Sitzen* (am Schreibtisch, im Auto), somit der *Mangel an Bewegung,* führt zu Stauungen im Bauchraum, insbesondere in der Leber. Nicht nur die Blutzirkulation, sondern auch der Abfluß der Galle wird behindert und stockt, was verständlicherweise Schädigungen und Schwellungen nach sich zieht. Die Galle wird zäh und dickflüssig, wodurch der Steinbildung Vorschub geleistet wird. Es mag merkwürdig erscheinen, daß *Ärger, Aufregung* und *Ekel* zu Funktionsstörungen führen können. Aber viele Menschen haben es erleben müssen, daß derartige psychische Belastungen Gallenbeschwerden, Druckgefühl, Übelkeit, Erbrechen, sogar Gallenkoliken auszulösen vermochten. Diese Beschwerden sind Ausdruck einer Irritierung des Leberstoffwechsels, des normalen Funktionsablaufs durch psychische Einwirkungen, die sich natürlich besonders nachhaltig auswirken, wenn sie häufig oder lang anhaltend einen Menschen belasten.

## Diät als Heilnahrung

Der *Begriff Diät* hat im Laufe der letzten Jahrzehnte verschiedene Auslegungen und Wandlungen erfahren. Dadurch ist bei vielen Menschen eine Unsicherheit eingetreten, und sie wissen im Ernstfall nicht, wie sie sich verhalten sollen. Im folgenden soll eine Klärung des Begriffs herbeigeführt werden, damit der Patient oder der ihn Betreuende mit dem nötigen Verständnis die angegebenen Rezepte anwendet.

Diät darf nicht eintönig oder geschmacklos sein, da sie sonst bald Widerwillen erregt und auf Ablehnung stößt. Nur im akuten Stadium und bei Schwerkranken muß die Kost unter dem Leitmotiv der Schonung und der leichten Verdaulichkeit stehen. Aber selbst hierbei muß berücksichtigt werden, daß die Ernährung eines Menschen nicht nur auf ein Organ bezogen sein darf, sondern auf die Bedürfnisse des gesamten Organismus abzustimmen ist. In dieser Hinsicht werden die gröbsten Fehler begangen. Akut erkrankte Menschen und Schwerkranke werden meist monoton ernährt, die zugeführten Speisen weisen ausgesprochene Mängel auf. Nur allzuoft wird den Kranken eine tote Nahrung aus überfeinerten Grundstoffen vorgesetzt, denen die große Reihe der lebenswichtigen Vitamine, der Mineralstoffe, der Fermente und der Hormonvorstufen fehlen, die der Organismus zur Aufrechterhaltung des Lebensprozesses dringend benötigt. Diese ganze umfangreiche Reihe an lebenswichtigen Substanzen, die wir unter dem Begriff der *Vitalstoffe* zusammenfassen, ist nicht nur für den Gesunden von Bedeutung, sondern ist erst recht im Krankheitsfall für die Ermöglichung und die Beschleunigung der Heilung entscheidend.

Bekanntlich wird die Nahrung in drei **Grundstoffe** eingeteilt: in **Eiweiß, Fett** und **Kohlehydrate.**

Wenden wir uns den **Eiweißstoffen** zu, so begegnen wir fast allgemein dem Vorurteil, daß das Muskelfleisch der Tiere das beste und zuträglichste Eiweiß für die Ernährung liefere. Das sogenannte Eiweiß ist kein einheitlicher Stoff, sondern erscheint in vielfältigen Varianten, deren Aufbau sehr kompliziert und abwechslungsreich ist. Wir wissen heute, daß die in der Natur vorkommenden Eiweiße aus einer großen Zahl verschiedener Grundstoffe, den sogenannten Aminosäuren, aufgebaut sind. Da diese Bauelemente des Eiweißes für die Stoffwechsel- und Lebensprozesse unseres Körpers von entscheidender Bedeutung sind, so ist das Eiweißprodukt am höchsten zu werten, das eine möglichst vielseitige Auswahl derartiger Grundstoffe bietet. Unter diesem Gesichtswinkel steht die Milch an erster Stelle. Darüber hinaus bietet uns dieses ideale Lebensmittel das Eiweiß in leichtverdaulicher Form und liefert uns zusätzlich wertvolle Mineralstoffe und Vitamine. Am bekömmlichsten ist die Milch, wenn sie einen Säuerungs- und Gerinnungsprozeß durchgemacht hat, also als Quark, Dickmilch, Joghurt, Bioghurt und als Buttermilch. Aus diesen verschiedenen Formen der Milch läßt sich durch Beimengung verschiedener Obstarten, Obstsäfte oder durch Beimischung von Gewürzkräutern eine Reihe wohlschmeckender und bekömmlicher Gerichte herstellen, die in der Diätetik der Leber- und Gallekrankheiten eine führende Rolle spielen. Das Fleisch steht als Eiweißträger erst an zweiter Stelle. Für seine Bekömmlichkeit und seinen Wert ist die Zubereitung von entscheidender Bedeutung. Grundsätzlich kommt nur fettfreies Fleisch in Frage. Das Fleisch von zu Fettansatz neigenden Tieren (Schwein, Gans, Aal, Bückling u. a.) ist zu vermeiden. Am bekömmlichsten ist das Fleisch, wenn es nur gekocht oder gegrillt wurde. Durch das Braten in Fett oder Öl werden Veränderungen hervorgerufen, die das Fleisch schwerverdaulich und dadurch weniger bekömmlich machen. Als die bestgeeigneten Fleischsorten seien genannt das vom Kalb, Wild, jungem Geflügel (außer Gans und Ente) und von Fluß- und Seefischen, die zart und fettarm sind. Leber, Herz, Nieren und Hirn sollen nicht zur Zubereitung von Diätspeisen verwendet werden. Die Eiweißfrage hat schon oft die Gemüter erhitzt. Es unterliegt keinem Zweifel, daß man auf Fleisch und Fisch völlig verzichten kann, wenn man genügend Eiweiß aus der Milch und ihren verschiedenen Produkten zu sich nimmt und die große Auswahl der pflanzlichen Eiweißarten ausschöpft. Hochwertiges Pflanzeneiweiß finden wir vor allem in der Kleie der Getreidekörner, in der Kartoffel, in den verschiedenen Nußarten und in den Hülsengemüsen, die allerdings nur als junge Bohnen und grüne Erbsen in Frage kommen. — Verabreichen wir eiweißhaltige Nahrung in hochwertiger Form, so sind 40 bis 80 g Eiweiß am Tag ausreichend. In akuten und schweren Fällen werden wir uns der unteren Grenze nähern, um bei zunehmender Besserung die Mengen langsam zu steigern.

Das **Fettproblem** ist für unsere Diät von ganz besonderer Bedeutung. Hier werden wir mehrfach dem eindeutigen Begriff ›Verboten‹ begegnen, während die Empfehlungen sich in Grenzen halten. Die Leber spielt im Fettstoffwechsel eine entscheidende Rolle. Wie im ersten Kapitel dargestellt wurde, hat die von der Leber gebildete Galle im Darm die Aufgabe, die Fette aufzuschließen und für die Verdauung vorzubereiten. Da bei den meisten Leberkrankheiten die Galleproduktion verringert ist, bei akuten Erkrankungen und bei manchen Erkrankungen der Gallenwege der Galleabfluß völlig versiegt, fehlt für die Fettverdauung eine wichtige Voraussetzung. Darüber hinaus stellt der Umbau der aus dem Darm in die Leber strömenden Abbauprodukte der Fette, insbesondere der tierischen und der gehärteten Pflanzenfette, eine sehr belastende und schwierige Aufgabe dar. Dieser ist die geschädigte oder kranke Leber nicht mehr gewachsen. Verboten sind deshalb alle Fette, die im Tierkörper gewachsen sind, also alle Schlachtfette. Dieses Verbot muß streng und ohne Konzessionen eingehalten werden. Das gleiche gilt für die bereits genannten ›gehärteten Pflanzenfette‹. Man bezeichnet so die Fettprodukte, die durch einen chemischen Umwandlungsprozeß – die sogenannte Hydrierung – aus Pflanzenölen gewonnen werden. Hierzu zählen die Margarine, das Palmin und ähnliche Zubereitungen. Pflanzenöle und Pflanzenfette, soweit sie naturbelassen sind, dürfen verwendet werden. Dieser Forderung entsprechen nur Öle und Fette, die durch Pressung aus den Ölfrüchten gewonnen wurden, die sogenannten ›kaltgeschlagenen Öle‹ und Pflanzenfett-Emulsionen. Es gibt außerdem noch Verfahren, die Öle durch chemische Extraktion aus den Ölfrüchten herauszulösen. Die Lösungsmittel werden in den entsprechenden Fabriken wieder vom Öl getrennt, dieses durch Klärungs- und Filtriermethoden raffiniert, so daß ein klares, goldgelbes Öl zurückbleibt, das aber keine Vitamine und keinerlei Vitalstoffe mehr enthält. Diese ›raffinierten Tafelöle‹ besitzen nicht unser Vertrauen und sollen in einer Heilkost keine Verwendung finden. Eine weitere Forderung verdient strengste Beachtung: Butter und Pflanzenöle dürfen nicht (in einer Pfanne oder Kasserolle usw.) zu stark erhitzt werden. Die hohen Temperaturen, die zum Braten von Fleisch, Fisch, Kartoffeln usw. verwendet werden, lösen tiefgehende Veränderungen in den Fetten und Ölen aus, die sie schwerverdaulich und unbekömmlich machen. Außerdem bildet sich bei der zum Braten benötigten hohen Temperatur in den Fetten ein Giftstoff, das Akrolein, das der Leber Schaden zufügt. Hieraus ergibt sich die Notwendigkeit, Butter, Öle und Pflanzenfette im ursprünglichen Zustand den gekochten Speisen erst vor ihrem Verzehr zuzusetzen.

Die seit über hundert Jahren rapid fortschreitende Technisierung hat sich auch unserer Lebensmittel bemächtigt. Unkenntnis, Bequemlichkeit und nicht zuletzt merkantile Interessen führten dazu, daß eine umfangreiche und mächtige Lebensmittelindustrie sich der als Nahrungsmittel dienenden Naturprodukte bemächtigte, um sie in ›verfeinerter Form‹ dem Verbraucher anzubieten. Als abwegigste Produkte dieser Entwicklung haben wir im Bereich der **Kohlehydrate** das Weißbrot, das Brötchen, die Nudel, die Spaghetti und alle anderen aus weißem Mehl hergestellten Teigwaren sowie den aus Rüben und dem Zuckerrohr hergestellten Industriezucker anzusehen. Besonders nachteilig für den Gesundheitszustand sind die Kombinationen aus Weißmehl und Zucker, wie wir sie im süßen Feingebäck, Kuchen, Leckereien, Pudding und ähnlichen Produkten vor uns sehen. Diese werden im Rahmen einer Heilnahrung keinen oder nur einen sehr bemessenen Platz finden. Nur bei dem bedrohlichen Versagen der Verdauungsorgane werden wir vorübergehend technisch verfeinerte Nahrungsmittel verabreichen, da sie den Vorteil der leichten Verdaulichkeit haben und dadurch geeignet sind, einem sehr unterernährten und geschwächten Organismus Kohlehydrate zuzuführen. Frisch gepreßte Säfte von dazu geeigneten Obstsorten und Gemüsearten werden in derartigen Fällen zusätzlich zu geben sein, um die Zufuhr von Vitalstoffen zu sichern. In allen anderen Krankheiten und Leidenszuständen ist es Aufgabe der Diätetik, die Speisen aus Grundstoffen herzustellen, die wenig denaturiert oder technisch verändert und dadurch entwertet wurden. Die Nahrung soll also alle lebenswichtigen und wertvollen Grundstoffe enthalten, die die lebende Pflanze uns bietet und die der Körper so dringend benötigt. Es sei hier daran erinnert, daß die Getreidekeime und die Kleie, die bei den technischen Aufschließungsverfahren als ›Ballaststoffe‹ entfernt werden, wichtigste Vitalstoffe enthalten.

Die zur Ernährung in Frage kommenden Kohlehydrate sind die Stärke und die verschiedenen Zuckerarten, die uns von den mehlspendenden Getreidesorten, von der Kartoffel, von den Gemüsen und vor allem vom Obst geliefert werden. Sehr wertvolle Kohlehydrate sind der Bienenhonig, der Fruchtzucker und der Milchzucker. Allgemein gebräuchlich ist allerdings der aus der Zuckerrübe und aus dem Zuckerrohr industriell gewonnene Zucker. Daneben hat noch der ebenfalls industriell hergestellte Traubenzucker eine gewisse Bedeutung erlangt.

# Diät bei akuten Erkrankungen der Leber, der Gallenwege und der Gallenblase

Die Diätvorschriften sind bei allen entzündlichen Vorgängen im Bereich der Leber und der Gallenwege die gleichen, solange das akute Stadium besteht. Die sorgfältige Einhaltung der Diätvorschriften und absolute Bettruhe sind die wichtigsten Voraussetzungen für ein rasches, komplikationsloses Abklingen des akuten Stadiums und für die Verhütung eines chronischen Leberschadens.

Sobald ernst zu nehmende Zeichen einer akuten Erkrankung der Leber vorliegen, wie Druck- und Schmerzgefühl im rechten Oberbauch, Appetitlosigkeit, starke Abgeschlagenheit, Brechreiz und Widerwillen gegen das Essen, so empfehlen sich alsbaldige Bettruhe und die Einhaltung der auf S. 54 dargestellten strengen Diät. Selbstverständlich ist sofort der Arzt zu benachrichtigen, dessen Untersuchung darüber befinden wird, ob die Leber tatsächlich erkrankt ist oder eine andere Krankheit vorliegt. Man warte nicht, bis die ersten Zeichen einer Gelbsucht auftreten. Diese beginnt meist mit einer Gelbfärbung der weißen Hornhaut der Augen, während die Gelbfärbung der Haut erst später erfolgt. Der Urin zeigt in diesem Stadium meist schon eine dunkle Tönung auf, während Stuhlentleerungen eine helle oder grauweiße Farbe zeigen.

Hervorzuheben ist, daß nicht alle entzündlichen Erkrankungen der Leber und der Gallenwege mit einer Gelbsucht einhergehen!

Absolutes Fasten ist keineswegs angezeigt. Wichtig ist, daß ausreichend Flüssigkeit zugeführt wird, am besten in Form der angegebenen Kräutertees. Man nehme diese im Rhythmus der gewohnten Mahlzeiten zu sich.

Nach Abklingen der akuten Erscheinungen tritt anstelle der zunächst einzuhaltenden strengen Diät die Aufbaudiät. Wann dieser Übergang stattzufinden hat, entscheidet der behandelnde Arzt aufgrund des allgemeinen Krankheitszustandes.

Die im Abschnitt auf S. 54 beschriebene *strenge Diät* ist in ihrem Gehalt an wichtigen Nahrungsstoffen beschränkt. Die *Aufbaudiät* muß diesen notwendigen vorübergehenden Mangel wieder ausgleichen, hat also dem Organismus eine vielseitigere Auswahl zu bieten, wobei aber die leichte Verdaulichkeit, das Freisein von schädigenden Bestandteilen, berücksichtigt werden müssen.

Tierisches Fett, fetthaltiges Fleisch und sonstige fette Speisen sind zunächst als verboten hervorzuheben (Gans, Ente, Masthuhn, Schweinefleisch, Wurst, Schinken, Aal, Bückling, Schleie, Ölsardine und ähnliche Fischkonserven). Nur mittels Pressung gewonnene (›kaltgeschlagene‹) Pflanzenöle (z. B. Sonnenblumen-, Nuß-, Mohn-, Soja- und Getreidekeimöl) und Pflanzenfette sowie frische Butter sind erlaubt. Ein Verbrauch von 30 bis maximal 60 g Fetten und Ölen täglich wird – je nach Lage des Falles – als normal angesehen. Die Öle und die Butter dürfen nur auf höchstens 100° C erhitzt werden. Die Verwendung der Bratpfanne ist verboten. Die Benutzung des Grills kann dagegen für Fleisch und Fisch gestattet werden unter der Voraussetzung, daß kein Öl oder Fett zugefügt wird.
Von den Gemüsen sind erfahrungsgemäß die Kohlgemüse (Krautgemüse) zu vermeiden. Als einzige Ausnahme gilt das rohe Sauerkraut. Zwiebeln werden meist schlecht vertragen. Da die Zwiebel sehr gesund ist und ein angenehmes Gewürz darstellt, versuche man sie in kleinen Mengen und kleingeschnitten oder gerieben in der Küche zu verwenden. Von den Hülsengemüsen dürfen nur junge Erbsen und junge grüne Bohnen verwendet werden. Gurken sind weder als Salat noch in Essig eingelegt verträglich.
Kuchen, Feingebäck, frisches Brot, Konfekt und Süßigkeiten sollen mit äußerster Vorsicht und nur in kleinsten Mengen genommen werden. Am besten vermeidet man diese Dinge ganz.
Eisgekühlte Speisen und Getränke sind verboten. Alle Speisen und Getränke müssen vor ihrer Aufnahme mindestens Zimmertemperatur (18 ° C) – besser noch etwas mehr – erlangt haben. Dies gilt vor allem auch für Obst, Milch, Joghurt und ähnliche Gerichte, die im allgemeinen kühl gereicht werden. Allzu rasches Trinken und Essen sind strengstens zu vermeiden. Besonders Milch und Sauermilchprodukte können Beschwerden auslösen, wenn sie zu rasch aufgenommen wurden.
Verboten ist ferner Alkohol. Hierzu gehören nicht nur Schnäpse, Liköre und andere konzentrierte Spirituosen, sondern auch Wein und Bier. Auch Magenliköre und Wermutwein schädigen.
Da Bohnenkaffee und schwarzer Tee während der akuten Stadien der Leber-Galle-Krankheiten verboten sind und bei den chronischen Zuständen oft nicht vertragen werden, seien hier einige Rezepte von Kräutertees angegeben, die sowohl wohlschmeckend als auch sehr nützlich für den Magen und für die Leber sind.

## Tee-Rezepte

Von den folgenden Teemischungen nimmt man 1 EL, übergießt mit 1/4 l kochendem Wasser und läßt 10 Minuten ziehen.

**Frühstückstee**

| | | | | |
|---|---|---|---|---|
| 1. | Kalmuswurzel | (Rhiz. Calami) | 40 % | |
| | Wacholderbeeren | (Fr. Juniperi) | 30 % | gemischt |
| | Zinnkraut | (H. Equiseti) | 20 % | |
| | Pfefferminz | (Fol. Menth. pip.) | 10 % | |

**Als Gallentreiber** empfiehlt sich folgende Mischung:

| | | | | |
|---|---|---|---|---|
| 2. | Bitterklee | (Fol. Trifolii fibr.) | 20 % | |
| | Enzianwurzel | (Rad. Gentianae) | 20 % | |
| | Schöllkraut | (Herb. Chelidonii) | 30 % | gemischt |
| | Schafgarbe | (H. Millefolii) | 15 % | |
| | Pfefferminz | (Fol. Menth. pip.) | 15 % | |

Die nächste Teemischung ist sehr wirksam, schmeckt aber stark bitter. Am besten gut warm trinken!

| | | | | |
|---|---|---|---|---|
| 3. | Wermut | (H. Absinthii) | 30 % | |
| | Löwenzahn | (R. H. Taraxaci) | 30 % | gemischt |
| | Pfefferminz | (Fol. Menth. pip.) | 20 % | |
| | Melisse | (Fol. Melissae) | 20 % | |

**Bei Darmträgheit** trinke man abends 1 bis 2 Tassen folgender Mischung:

| | | | |
|---|---|---|---|
| 4. | Faulbaumrinde | (Cort. Frangulae) | 35 % |
| | Rhabarberwurzel | (Rhiz. Rhei) | 30 % |
| | Zinnkraut | (H. Equiseti) | 20 % |
| | Pfefferminz | (Fol. Menth. pip.) | 15 % |

**Bei Blähsucht und Völlegefühl** hat sich folgendes Pulver bewährt, von dem nach jeder Mahlzeit 1 KL voll mit Wasser zu nehmen ist:

| | | | |
|---|---|---|---|
| 5. | Anis | (Fr. Anisi) | |
| | Kümmel | (Fr. Carvi) | 100 g zu gleichen |
| | Fenchel | (Fr. Foeniculi) | Teilen |
| | Wacholderbeeren | (Fr. Juniperi) | |
| | Zinnkraut | (H. Equiseti) | |

# Rohes oder gekochtes Obst?

Viele Menschen, deren Leber leistungsschwach oder krank ist oder deren Gallenwege durch Steine oder überstandene Entzündungen geschädigt wurden, glauben, rohes Obst sei für sie nicht zuträglich. Diese Auffassung ist in ihrer Verallgemeinerung falsch.

Da rohes Obst sowohl für die Gesunderhaltung als auch für die Heilung von großem Wert ist, sollte man täglich davon genießen, sei es auch nur in kleinsten Mengen. Man halte sich dabei an folgende Richtlinien:

1. Man wähle nur völlig ausgereifte Früchte; unreifes oder halbreifes Obst ist zu meiden.
2. Man genieße Obst nur in kleinen Mengen, kaue es gründlich und speichle es sorgfältig ein.
3. Man vermeide kalte Früchte. Auch Obst muß mindestens auf Zimmertemperatur oder darüber vor dem Verzehr erwärmt werden.
4. Unter Beachtung der vorstehenden Regeln sind besonders zu empfehlen: Äpfel, Birnen, Erdbeeren, Himbeeren, Bananen, vollreife Apfelsinen mit geringem Säuregehalt, Mandarinen.
5. Zurückhaltung oder Vorsicht ist geboten bei Kernobst, sauren Früchten (Stachelbeeren, Johannisbeeren usw.) und, wie bereits erwähnt, bei allen nicht voll ausgereiften Früchten.
6. Der volle Wert des frischen Obstes ist auch in den Säften erhalten, wie man sie leicht selbst herstellen kann. Es empfiehlt sich, diese Säfte löffelweise zu genießen.

Da gedünstetes Obst und der dabei entstehende Saft oft sehr wohlschmeckend und bekömmlich sind, als Beilage eine angenehme Bereicherung des Speisezettels darstellen, wollen wir darauf nicht verzichten. Wichtig ist aber, daß die Zubereitung des Kompotts so schonend wie möglich geschieht.

Hierzu nun einige küchentechnische Hinweise:

# Küchentechnik von heute

Auch und gerade für die Diät sollte man sich die Vorteile der modernen Küchentechnik nach Möglichkeit zunutze machen.

**Frische Preßsäfte,** in der Ernährung während der akuten Krankheitszustände wegen ihrer leichten Verdaulichkeit und ihres Wirkstoffreichtums so wichtig und beliebt, lassen sich mit der elektrischen Saftzentrifuge in wenigen Minuten einwandfrei gewinnen. Die Ausbeute ist auch größer als bei dem Arbeiten mit Handpressen, die aber durchaus empfehlenswert sind. Will man eine nahezu restlose Ausnützung der wertvollen Inhaltstoffe des Saftgutes erreichen, so ist es ratsam und hilft auch sparen, am Schluß, wenn offensichtlich kein Saft mehr abfließen will, eine geringe Wassermenge in die Saftzentrifuge einlaufen zu lassen. So werden wertvolle wasserlösliche Vitamine (B und C) nahezu hundertprozentig herausgeholt. Nicht zweckmäßig ist es, allzuviel Material zum Entsaften in das Gerät zu pressen: je dicker die dadurch gebildete Schicht von Rückständen wird, desto mehr wertvolle Wirkstoffe verbleiben in dieser undurchdringlichen Schicht.

**Rohkost aller Art** läßt sich mit einer Küchenmaschine mühelos und schnell in der gewünschten Weise reiben, raspeln, schnipseln oder in feine Scheiben schneiden. Das Reibegut kommt nur ganz kurz mit den Händen in Berührung, und es fällt automatisch in die zu der Maschine gehörige Schüssel aus unzerbrechlichem, lebensmittelbeständigem Material. In der Schüssel kann der Salat sofort angerichtet werden; noch besser, man rührt die Salatsoße in der Schüssel an, ehe man das Wurzel- oder Blattgemüse hineinreibt. Ist wegen Gebißschäden oder eines Magenleidens eine breifeine Zerkleinerung notwendig, so geschieht dies im Mixer in Sekundenschnelle.

**Quarkspeisen,** in dieser Diät so bedeutsam, lassen sich in kleinen Mengen im Mixer porzellanglatt mischen, größere Mengen ebenso schön und nicht minder schnell in der Schüssel, wenn man das Rührwerk dazu aufsetzt.

# Küchenmethoden unter der Lupe

**Kochen oder Sieden**
*Bedingt diätgeeignet*

Ein Garmachen in wallender Flüssigkeit, Erhitzung nicht über 100 °C ansteigend, lange Garzeiten.
Übertritt löslicher Mineralsalze und Vitamine (Vitamin-B-Gruppe, C), Flüssigkeit möglichst mitverwenden.

**Zubereitung im Wasserbad**
*Bedingt diätgeeignet*

Das Kochgut befindet sich in einem Topf, der in ein größeres mit kochendem Wasser gefülltes Gefäß eingesetzt wird. Die Temperatur im Kochtopf liegt unter 100 °C, lange Garzeiten von 60 bis 90 Minuten.
Es kann keinerlei Kruste entstehen, das Eiweiß gerinnt, verbrennt aber nicht. Das lange Warmhalten im Wasserbad führt zu erheblichen Verlusten an den Vitaminen B und C. Für Fleischpuddings geeignet, nicht für Gemüsepuddings. Man könnte ebensogut gewärmtes Gemüse geben, bei dem die Vitaminverluste zum Teil über 50 % betragen!

**Dämpfen**
*Diätgeeignet*

Garmachen im strömenden Dampf, der durch Siebe aufsteigt, Topf mit einfachem Deckel bedeckt. Erhitzung nicht über 100 °C, lange Garzeiten.

**Dampfkochtopf**
*Diätgeeignet*

Im Schnellkochtopf Garmachen im strömenden Dampf, Kochgut liegt in Sieben, Deckel hermetisch schließend (mit Bajonettverschluß), Erhitzung je nach Regulierung 104 bis 113 °C, Dampfdruck 0,9 atü, Sicherheitsventil verhindert weiteren Druckanstieg. Garzeiten von wenigen Minuten (Salzkartoffeln 4 Minuten). Nur geringer Wasserzusatz zur Dampferzeugung, Übertritt löslicher Salze und Vitamine gering, Schonung von Duft-, Geschmack- und

Farbstoffen, besonders geeignet für fettarme und kochsalzarme Kostformen, Ersparnis an Hitzeerzeugung.

**Dünsten**
*Diätgeeignet bei richtiger Handhabung*

Garmachen im geschlossenen Topf, wobei wenig Fett oder Öl gleichzeitig mit Flüssigkeit verwendet wird. Geeignet für Nahrungsmittel, die infolge Saftreichtums selbst Flüssigkeit abgeben, wie Tomaten oder Fleisch. Falsch ist es, das Fett so stark zu erhitzen, daß eine Art Anrösten erfolgt, und dann erst Flüssigkeit zuzusetzen, weil dabei das Fett für die Leber unbekömmlich wird.

**Braten**
**Pfannengerichte**
*Verboten!*

Garmachen durch trockene Hitze mit stark erhitztem Fett oder Öl, Anbraten bis zu starker Bräunung. Je nach verwendeter Fettart kommen Temperaturen bis zu 278 °C zur Anwendung, z. B. bei Erdnußöl, bis zu 190 °C bei Gebrauch von Sonnenblumenöl, bis zu 210 °C bei Gebrauch von Palmkernfetten. Die lange Dauer dieser hohen Erhitzung bei Luftzutritt ruft tiefgreifende Veränderungen in den Fetten und Ölen hervor, die leberschädigend wirken.

**Schmoren**
*Verboten!*

Anbraten in stark erhitzten Fetten oder Ölen bis zur Krustenbildung, dann erst Flüssigkeitszugabe. Ebenso *ungeeignet* wie Braten.

**Braten und Backen im tiefen Fettbad (Fritten)**
*Verboten!*

Hitzeübertragung durch ein sogenanntes ›Fettbad‹, also eine große Fett- oder Ölmenge, in der das Bratgut schwimmend ausgebacken wird, vielfach kurz als ›Fritten‹ bezeichnet. Das Öl wird bis zum sogenannten Rauchpunkt erhitzt, es steigen bläuliche Dämpfe auf, zuerst schwach, später stärker, ein stechender Geruch breitet sich aus. In neuzeitlichen Frittgeräten läßt sich die Temperatur auf 180 bis 200 °C begrenzen, in der gewöhnlichen Pommes-frites-Pfanne ist es schwieriger.

Beim Erhitzen der Fette und Öle unter Luftzutritt auf so hohe Temperaturen entsteht das leberschädigende Akrolein. Besonders schädlich ist das übliche Weiterverwenden der schon wiederholt zum Ausbacken benützten Fette und Öle.

**Aufläufe im Backofen**
*Diätungeeignet*

Die meist mit Eiermilch bedeckten, häufig schon vorgekochten Speisenmischungen, in eine gefettete Auflaufform gefüllt, oben mit Fettflöckchen bedeckt, werden bei Temperaturen von 200 bis 225 °C 20 bis 70 Minuten überbacken. Das gibt eine Krustenbildung und zieht erhebliche Vitaminverluste nach sich.

**Aufläufe im Wasserbad (im Backofen)**
*Bedingt diätgeeignet*

Werden die Aufläufe in einem Gefäß mit Wasser in den Backofen eingesetzt, z. B. auf die Fettschale, die mit Wasser bedeckt ist, so ist die Hitzeeinwirkung milder, und es entstehen keine schädlichen Krusten. Gleichwohl wirkt die Länge der Erhitzung vitaminmindernd. Man sollte solche Speisen nur gelegentlich geben.

**Backen von Teig**
*Bedingt diätgeeignet*

Das Garmachen von Teig in einem Backofen in trockener Hitze; man unterscheidet Brot- und Feinbäckerei. Letztere hauptsächlich im Hause geübt. Temperaturen von 180 bis 225 °C, jedoch wird die Kruste nicht über 85 °C heiß. Fettarme, leichte Gebäcke, wie Zwieback, einfache Hefekuchen und Honigkuchen, auch fettarme Keksgebäcke, wie Anisbrötchen, *diätgeeignet.*

**Braten in der Tüte**
*Diätgeeignet*

Für Fleisch und Fisch üblich, eingewickelt in Butterbrotpapier, dann in heißem Fett kurz gebraten, quillt auf wie beim Grillen, keine Krustenbildung. Bratfett geht verloren.

**Grillen mit Fett**
**Vorheizen**
**6 bis 15 Minuten**
*Bedingt diätgeeignet*

Garmachen des mit wenig Fett oder Öl bepinselten Grillgutes – meist Fleisch – auf oder unter einem erhitzten Rost oder am Spieß, der sich dreht und dabei gleichmäßig bestrahlt wird. Um ein Verbrennen zu verhüten, ist dauerndes Nachfetten erforderlich. Das verbrannte Fett tropft ab, ist unbrauchbar, Soßen daraus sind schädlich, die Kruste schadet durch ihre Röststoffe und ist für Leber-Galle-Kranke unbedingt zu entfernen. Falls die erlaubte Tagesfettmenge reicht, kann etwas frische, nichterhitzte Butter oder Vitaquell dazu gereicht werden.
Grillgut horizontal (waagrecht) gelagert.
Kalbsschnitzel 6 Minuten Grilldauer.

# Ohne Frischkost geht es nicht!

Selbst bei noch so konsequenter Zubereitung der Speisen unter schonender Hitzeanwendung wird ein Teil der im garten- oder ackerfrischen Lebensmittel enthaltenen Stoffe und Kräfte unwirksam gemacht. Schon das längere Liegen an der Luft oder gar in der Sonne vernichtet bestimmte Werte, vor allem das Vitamin C, aber auch die Fermente werden dabei geschwächt. Fermente sind Vorstufen der Vitamine und haben bei der Umwandlung der Nahrung in unserem Körper Aufgaben zu erfüllen, die durch nichts ersetzt werden können; man könnte sie als ›Verdauungshelfer‹ bezeichnen. Jede Art von Diät sollte also täglich ausreichenden Anteil an Frischkost aufweisen.

*In akuten Krankheitsfällen* wird die Frischkost häufig nur in Form frisch gepreßter Säfte vertragen. Ihre Bekömmlichkeit läßt sich erheblich steigern durch Zugabe von warmem – nicht heißem – Leinsamenschleim aus einem hochwertigen Speiselein, wie die Heil- und Speiseleinsaat Linusit. Das Mischungsverhältnis beträgt zuerst $^2/_3$ Schleim, $^1/_3$ Saft, allmählich geht man zu einer Mischung von halb Schleim, halb Saft über, um dann endlich $^2/_3$ Saft auf $^1/_3$ Schleim zu geben. *Die Mengen* von geriebener, fettarm zubereiteter Frischkost sollen zunächst klein sein, schon ein Eßlöffel voll, gründlich gekaut, ist oft ausreichend. Wenn es den Kranken gelüstet, etwas mehr zu essen, so steht dem nichts entgegen. Wichtig ist aber das sorgfältige Kauen. Darum sollten die Gemüse nicht zu fein gerieben sein, weil dabei der Reiz zum Kauen entfällt, mindestens sollte man etwas Grobgeraspeltes daruntermischen.

Rohes Obst der erlaubten Arten, entsprechend vorbereitet, wird immer gern zur Einleitung einer Mahlzeit genommen.

*Zwecks Vermeidung von Vitamin- und Farbverlusten* wird immer zuerst die Soße zubereitet, ehe man das Obst oder Gemüse zerkleinert. Sobald das zerkleinerte Obst oder Gemüse mit der Soße bedeckt ist und damit vermischt wird, kann der Sauerstoff der Luft nicht mehr so zerstörend auf den Vitamingehalt einwirken. Trotzdem tut man gut, die Salate so kurz wie möglich vor dem Essen herzurichten.

# Würzfahrplan für neuzeitliche Leber-Galle-Diät

| | |
|---|---|
| **Anis** | blähungswidrig, zum Brotteig, für feines Gebäck, an rohe Möhren. |
| **Basilikum** | blähungswidrig, magenstärkend, zu kalten und warmen Soßen, Rohkost, Suppen, Kräuterbutter. |
| **Bierhefe** | als Extrakt und als Flocken (Typ Cenovis), gesalzen und ungesalzen, würzt ähnlich wie Fleischextrakt, nimmt salzarmen Speisen den faden Geschmack, appetitfördernd, ungewöhnlich reich an Vitamin B. |
| **Bohnenkraut** | gegen Blähungen, zu zarten grünen Bohnen, Suppe und Gemüse. |
| **Borretsch** | saftlockend, leberfreundlich, verfeinert alle Salatsoßen. |
| **Curry** | Gewürzmischung, deren Hauptbestandteil Kurkuma (Gelbwurzel) ist. Sie verleiht dem Currypulver seine sattgelbe Farbe. Ferner enthält Curry Gewürznelken, Koriander, Muskatblüte, Kardamom, Ingwer, Pfeffer und Zimt. Kurkuma fördert die Gallensekretion, regt die Magensaftbildung an und kann wegen seiner Reizwirkung auf den Magen bei Übersäuerung nicht gebraucht werden, ebenso nicht bei entzündlichen Zuständen. Curry sollte nur gelegentlich und dann nur sehr sparsam gebraucht werden, paßt zu Soßen für Fisch, Reis, zur Kräuterbutter. Eine sehr milde Currymischung gibt es im Reformhaus. |
| **Dill** | saftlockend, die Samen blähungstreibend. Das Vitamin-C-reiche frische Kraut zaubert köstliche |

Salat- und Fischsoßen. Zur Kräuterbutter verwenden.

**Essig** als Weinessig unbedenklich, fördert die Magensaftabsonderung, lockt den Appetit; bei Magenübersäuerung ist Zitrone vorzuziehen. Kunstessig, Essig aus Branntwein und Essigessenz sind für Diät ungeeignet.

**Estragon** appetitanregend, zu Salatsoßen, Fischsoßen, Kräuterbutter.

**Fenchel** Magenmittel, blähungswidrig, an feines Gebäck, zu Brotsuppen, zu Hühnerfleisch und Fleischbrühe. Aus den Früchten (Körner) wird Tee bereitet.

**Friate** ein Apfeldicksaft der Donath-Kelterei mit Zusatz von Gärungsmilchsäure. Für salzarme Kost als kleiner Zusatz zu Soßen und Salaten, Gemüsen usw. zur wirksamen Unterstreichung des Eigenaromas der Speisen.

**Ingwer** zählt zu den Bitterstoffdrogen (Amara), die nicht nur eine anregende Magen-, sondern auch eine günstige Leber-Gallen-Wirkung haben. Als Kuchengewürz (Ingwerkeks), zu Lebkuchen, zum Einmachen von Obst und Gemüse. Kandierten Ingwer nur in kleinsten Mengen gebrauchen. Ingwer ist Bestandteil von Curry. Nicht bei entzündlichen Zuständen gebrauchen!

**Kerbel** feines grünes Kraut, appetitweckend, leberanregend. Zu Salat, Suppe, als Gewürz zur Kräuterbutter.

**Knoblauch** gegen krampfartige, kolikartige Beschwerden, erleichtert die Fettverdauung; mit der Knoblauchpresse zerdrückt, ist er besonders würzig. Zu Salatsoßen, Fleischgerichten, aufs Röstbrot.

**Kochsalz** das am meisten gebrauchte und mißbrauchte Gewürz, besteht aus Natrium und Chlor (Natriumchlorid) und findet sich als solches in allen Nahrungsmitteln. Der Kochsalzbedarf beträgt pro Tag 3 bis 5 g. Diese Menge wird mit der Nahrung auch dann aufgenommen, wenn kein Kochsalz zugesetzt wird. Kochsalzzusatz wird bei Bluthochdruck, Fettsucht, wassersüchtigen Schwellungen und mit Entzündungen einhergehenden Erkrankungen verboten. Der Gebrauch von Meersalz, Selleriesalz, Kräutersalz, Bad Reichenhaller Salz, Brühwürfeln, gekörnter Brühe, Suppenwürfeln, fertigen Soßen usw. ist bei Kochsalzverbot unzulässig, ebenso die Verwendung der zahlreichen flüssigen Pflanzenwürzen, wenn sie nicht ausdrücklich als frei von Natriumchlorid gekennzeichnet sind. Erlaubt sind Bierhefeflocken, Bierhefe-Extrakt ungesalzen (Typ Cenovis), frische Gartenkräuter, alle Gewürze von A bis Z, ausgenommen die scharfen Gewürze wie Senf, Essigessenz (siehe die einzelnen Gewürze, ferner Seite 71: Diätplan zur Leberschonkost).

**Koriander** blähungstreibend. Lebkuchengewürz, zu in Essig oder Buttermilch eingelegtem Fleisch, zu Suppen.

**Kümmel** magenstärkend, gegen Blähungen. Brotgewürz, zu Quark und Gervais, zu Kümmelkartoffeln, Kümmelkraut. Gebraucht werden meist die kleinen Samen; es gibt auch Kümmelpulver.

**Lauch** regt die Sekretion der Leber und die Gallebildung an, fördert die Darmtätigkeit, als Rohkostgewürz, besonders aber zu Kartoffel-, Gemüse- und Fleischsuppen, als Gemüse.

**Lorbeer** von der hl. Hildegard, der kräuterkundigen Äbtissin, als Magenmittel gerühmt, durch Gehalt an Gerb- und Bitterstoffen günstig für die Bildung von Verdauungssäften.

**Liebstöckel** stark würzend, gut gegen Blähungen, zu Suppen und Soßen.

**Majoran** blähungswidrig, zu Schwenkkartoffeln, Suppen, Salatsoßen, sparsam anwenden wegen seiner starken Würzkraft.

**Meerrettich** ist in frischem Zustand ein sehr guter Vitamin-C-Spender. Konservierter Meerrettich ist diätungeeignet. In kleinen Mengen gibt frischer Meerrettich Salatsoßen, Fisch- und Fleischsoßen eine appetitlockende Würzung, besonders auch in der salzarmen Kost.

**Melisse** auch als Zitronenmelisse bekannt, eines der feinsten Salatwürzkräuter, beruhigende Wirkung.

**Muskatnuß** *(Macisblüte)* gegen krampfartige Beschwerden. Geriebene Muskatnuß an Suppen und Soßen beliebt, in der salzarmen Kost sehr würzig am sonst faden Kartoffelbrei, an Spinat. Besonders fein ist die sogenannte Macisblüte, das ist der gemahlene äußere rötliche Samenmantel der Nuß.

**Nelken** Gewürznelken, zu Gebäcken, aber auch zu marinierten Heringen. Mildes Gewürz.

**Paprika** aus den getrockneten Schoten des roten Gewürzpaprikas hergestellt, reich an Vitamin C, in bescheidenen Mengen zum Würzen von Quark, Gervais und für Soßen erlaubt.

**Pfeffer** sowohl der schwarze als auch der weiße Pfeffer können zur Appetitanregung in bescheidenem Maße gelegentlich gebraucht werden.

**Piment** auch als Nelkenpfeffer, brauner Pfeffer, Allgewürz, im englischen Sprachbereich ›Allspice‹ bezeichnet, gilt als magenstärkend, verdauungsfördernd, ähnelt im Aroma den Gewürznelken; Lebkuchengewürz, hauptsächlich jedoch zum Einlegen von Heringen und anderen Fischen.

**Rosmarin** magenstärkend, hilfreich für die salzarme Kost: in Pulverform zum Einreiben von Fleisch vor dem Grillen, erzeugt würzhaften Geschmack.

**Safran** besteht aus den getrockneten Blütennarben von Crocus sativus, auf 10 g ausgelesenen Safran kommen rund 5000 Narbenschenkel. Safran dient zum Färben und Würzen von Reis (Mailänder Reis).

**Salbei** als Bitterdroge magen- und leberfreundlich, wird zu Fisch- und Fleischsoßen gebraucht.

**Sternanis** gemeint ist der echte oder chinesische Sternanis, das sind die sternförmigen braunen Fruchtstände des in China beheimateten Baumes Illicium verum Hook fil. Magenstärkend, krampfstillend, blähungstreibend, von feurig-würzhaftem, an Anis erinnerndem Aroma. Vorzüglich zum Würzen von Kompott und Konfitüre aus Birnen, Pflaumen, Zwetschgen, Kürbis. Wird oft zusammen mit Zimt gebraucht.

**Vanille** bedeutet ›Schote‹. Gebraucht werden die braunen, unreifen, in der Sonne getrockneten Schoten des Vanillestrauchs. Echte Vanille gilt als das feinste aller Gewürze, es weckt den Appetit und macht fade Mehlspeisen würzig. Bourbon-Vanilleschoten gelten als die besten. Der Länge nach aufgeschnitten, werden sie in heißer Milch ausgezogen, die zu Puddings verwendet wird. Zum Backen wird die Schote fein verhackt. Im Multimix kann man sich selbst Vanillezucker herstellen: Jeweils 100 g Zucker bzw. Fruchtzucker mit etwas zerschnittener Vanilleschote kurze Zeit mixen, nicht zu lange laufen lassen, da sonst der Zucker zusammenbäckt. Der als ›Vanillinzucker‹ angebotene Zucker ist mit synthetisch hergestelltem Vanillearoma parfümiert und für die Diät nicht empfehlenswert. Vanilleschoten im Geschäft des Vertrauens beziehen, da sie vielfältig verfälscht werden.

**Zimt**

als Stangenzimt und pulverisiert im Handel, wirkt appetitanregend und krampfwidrig. Bekannt als Gebäckgewürz, beliebt in Mischung mit Zucker zum Bestreuen von Sauermilch, Bioghurt, Apfelkompott, Milchreis, Grießbrei, Hirsebrei.

**Zwiebel**

wirkt stark harntreibend, vertreibt Blähungen, lockt die Magensäure. Noch in einer Verdünnung von 1 : 16 000 hemmt sie das Wachstum schädlicher Darmbakterien, auch der Entzündungs- und Eitererreger (zitiert nach Heupke); jedoch wirkt nur die rohe, frisch zerkleinerte Zwiebel in diesem Sinne. Zuweilen wird sie von Leber-Galle-Kranken nicht gut vertragen; in solchen Fällen versuche man die zerschnittene Zwiebel durch die kleine Knoblauchpresse zu quetschen oder im Mixer breifein zu zerkleinern. In den Kartoffelbrei eingerührt, in Salatsoßen gemischt, wird sie so oft recht gut vertragen. Für die Leberdiät darf die Zwiebel nicht stark geröstet werden, sondern soll nur bis zum Glasigwerden im Fett erhitzt werden. So verliert sie einen Teil der Reizstoffe, entwickelt aber neue Geschmackswerte.

**Blähungswidrige Gewürze**

Anis, Basilikum, Bohnenkraut, Fenchel, Koriander, Kümmel. Sie sind bei allen Diätplänen anwendbar.

**Verbotene Gewürze** Gurken in jeder Form, Mohn, Senf, Essigessenz.

**Bei entzündlichen Erkrankungen (Gallenblasenentzündung, Gelbsucht) verboten** Curry, Paprika, Pfeffer, Senf.

**Alle anderen in diesem Würzfahrplan aufgeführten Gewürze sind erlaubt** (ausgenommen bei entzündlichen Erkrankungen).

Bevorzugt sollten die frischen Küchenkräuter gebraucht werden, ebenso Bierhefe-Extrakt (Typ Cenovis) wegen des Vitamin-B-Gehalts, ferner Tomatenmark.

# Leberschutzwirkung einzelner Vitamine

Zahlreiche Vitamine weisen eine Leberschutzwirkung auf. Nachstehend eine gedrängte Übersicht über diese Vitamine und ihr Vorkommen in tierischen und pflanzlichen Nahrungsmitteln, soweit sie für die Leber-Galle-Diät in Frage kommen. Nur die ergiebigsten Spender der einzelnen Vitamine werden aufgeführt.

**Vitamin A** *Tierisch:* Als fertiges Vitamin in Milch, Joghurt, Bioghurt, Doppelrahmfrischkäse (Typ Gervais), Butter, Eigelb.
*Pflanzlich:* In allen grünen Pflanzenteilen (Salat, Spinat, Kräuter), Karotten, Möhren, Paprika grün und rot, Heidelbeeren, Sanddornbeeren, Pflanzenfett-Emulsion (Typ Vitaquell Vollwert-Fettnahrung).

**Vitamin $B_1$ (Aneurin)** *Tierisch:* Eigelb.
*Pflanzlich:* In den äußeren Zellschichten der Körnerfrüchte (Vollweizen, Vollkornhafer, Naturreis, Avorio-Reis usw.), Kartoffeln, Leinsamen (Typ Heil- und Speiseleinsaat Linusit),

Nüsse, Vollsojamehl, Hefe, besonders Bierhefe (Typ Cenovis).
Bei *Hepatitis (Gelbsucht)* ist der Gehalt des Blutes an Vitamin $B_1$ um die Hälfte vermindert!

**Vitamin $B_2$ (Laktoflavin, Riboflavin)**

*Tierisch:* Vollmilch, Joghurt, Bioghurt, Frischrahmkäse (Typ Gervais), Hühnerfleisch, Kalbfleisch, Eigelb.
*Pflanzlich:* Vollkorngetreide, Vollkornbrote, Vollsojamehl, Leinsamen, Bierhefe (Typ Cenovis.)
Vitamin $B_2$ wird bei gleichzeitiger Zufuhr von Methionin, einer Eiweißart, die vorwiegend in der Milch und stark konzentriert im Quark vorkommt, in seiner Wirkung gesteigert.

**Nikotinsäure und Nikotinsäureamid**

*Tierisch:* Heilbutt, Kabeljau, Hering, Kalbfleisch, Rindfleisch, Huhn (in letzteren drei Arten vermehrt nach dem Grillen!).
*Pflanzlich:* Vollsoja, Leinsamen (Typ Heil- und Speiseleinsaat Linusit), Vollkornerzeugnisse, Bierhefe (Typ Cenovis). Beim Keimen von Weizen, Hafer, Roggen usw. (Ansetzen von Frischgetreidebrei, Müsli usw.) steigt der Nikotinsäuregehalt um 50 %.

**Inosit**

*Tierisch:* Milch, Ei.
*Pflanzlich:* Bananen, Apfelsinen, Rettichsaft, Möhrensaft, Vollkornerzeugnisse, Weizenkeime, Bierhefe, Leinsamen.
Bei der Keimung von Samen vermehrt sich Inosit stark. Ebenso erhöht sich bei gesäuerten Roggenbroten (Typ Rheinisch Vollkornbrot und Achimer Rund) der Inositgehalt, hefevergorene Brote enthalten weniger. Inosit wird auch im gesunden Darm gebildet. Er wirkt hauptsächlich der Leberverfettung entgegen und senkt krankhaft bedingte erhöhte Cholesterinwerte im Fetthaushalt.

| | |
|---|---|
| **Vitamin C (Askorbinsäure)** | *Tierisch:* Keine nennenswerten Quellen, ausgenommen die Milch (geringer Gehalt).<br>*Pflanzlich:* Fast alle grünen Pflanzenteile; grüne Paprikaschoten Vitamin-C-reichstes Gemüse; schwarze Johannisbeere, Apfelsinen und Zitronen; Sanddornbeere, Spitzenträger an Vitamin C.<br>Zur Deckung des durchschnittlichen Tagesbedarfs an Vitamin C werden etwa 2 große Zitronen benötigt oder 1 frische grüne Paprikaschote (roh) oder 100 ccm schwarzer Johannisbeersüßmost oder 3 EL Donath-Sanddorn-Vollfrucht (für Diabetiker 1½ EL Donath-Sanddorn-Vollfrucht ungesüßt). Gegen den bei Leberkranken häufigen Mangel an Magensäure ist die Vitamin-C-Zufuhr in Form saurer Fruchtsäfte (Zitrone, schwarze Johannisbeere, Sanddorn) nützlich, sehr bekömmlich mit Leinsamen- oder Haferschleim. Langes Wässern, langdauerndes Erhitzen oder Warmhalten, häufiges Umrühren beim Kochen vermindern den Vitamin-C-Gehalt der Speisen. Aufwärmen der Speisen bringt Vitamin-C-Einbußen bis zu 80 %. Rostende Messer, Reiben und Töpfe zerstören Vitamin C. Neutral sind Glas, Porzellan, Steingut, einwandfreie Emaille, Cromargan. |
| **Vitamin E (Tokopherol)** | *Tierisch:* Eigelb, Milch, Butter, Fleisch.<br>*Pflanzlich:* In der Keimanlage der Getreidekörner, in Getreidekeimen, Leinsamen, Getreidekeimölen, Sonnenblumen-Kaltpreßöl (Typ Fauser Vitaquell), Pflanzenfett-Emulsion (Typ Vitaquell Vollwert-Fettnahrung).<br>Schutzvitamin des Blutgefäßsystems, Schutzstoff bei Leberparenchymschäden. Da ihm eine Herabsetzung erhöhter Blutcholesterinwerte zugeschrieben wird, beachtenswert bei Gallensteinen. |
| **Vitamin K** | *Tierisch:* Kein nennenswertes Vorkommen. |

*Pflanzlich:* Erdbeeren, Möhre, Sellerie, Löwenzahn, Blumenkohl, Weißkohl, Brennessel, Spinat.

Normalerweise wird das Vitamin K von den Darmbakterien erzeugt. Bei Darmerkrankungen reicht die Eigenproduktion nicht aus (Veränderung der Darmflora). Vitamin K fördert die Blutgerinnung und vermag – mit der Nahrung zugeführt – die ärztlichen Maßnahmen zur Beseitigung der Blutungsneigung bei Lebererkrankungen zu unterstützen. Es gilt als Schutzstoff zur Verhütung von Leberfunktionsstörungen und Gallenleiden. Wegen der *Hitzeempfindlichkeit* von Vitamin K empfiehlt sich die regelmäßige Zulage von roh zubereiteten Salaten aus den oben angeführten Nahrungsmitteln.

**Essentielle Fettsäuren (Vitamin F)**

*Tierisch:* Butter, Eigelb.

*Pflanzlich:* Pflanzenfett-Emulsion (Typ Vitaquell Vollwert-Fettnahrung), Vitagen-Speisefett, Linusit, Weizenkeimöl, Sonnenblumen-Kaltpreßöl (Typ Vitaquell).

Die hoch ungesättigten essentiellen (lebensnotwendigen) Fettsäuren (Linolsäure und Linolensäure), von ihrem Entdecker Evans als Vitamin F bezeichnet, werden heute nicht mehr unter dieser Bezeichnung geführt. In total raffinierten, chemisch nachbehandelten Ölen sind sie nur noch teilweise erhalten. Bei der sogenannten ›Härtung‹ der Öle zur Margarinegewinnung werden sie zerstört. Dagegen bleiben sie voll wirksam bei der Aufbereitung von Pflanzenfett-Emulsionen (Typ Vitaquell) aus nichtgehärteten Pflanzenfetten mit einem Zusatz von Sonnenblumen-Kaltpreßöl und Weizenkeimöl. Für die Bewertung der Fette gibt es einen wissenschaftlich festgelegten Maßstab, die sogenannte ›Jodzahl‹. Die Jodzahl gibt die Prozente Jod an, welche ein Fett oder eine Fettsäure aufzunehmen vermag. Je mehr ungesättigte Fettsäuren ein Fett oder Öl enthält, desto höher liegt seine Jodzahl. Butter hat einen geringen Anteil an ungesättigten Fettsäuren, daher liegt die Jodzahl zwischen 26 und 46, für Sonnenblumenöl zwischen 122 und 135, für Vitaquell-Vollwert-Fettnahrung bei ca. 65 und für Vitagen-Speisefett bei ca. 87. Beim *Erhitzen der Fette und Öle unter Luftzutritt* auf 200 ° C und darüber werden die ungesättigten Fettsäuren vernichtet, geschädigt werden sie schon bei 180 ° C. Diese Hitzegrade sind üblich bei der Zubereitung von Speisen im Fettbad (Pommes frites, Krapfen, Berliner Pfannkuchen, in Teig eingehüllte Gemüse, wie Blumenkohl, Spargel usw.). Dabei entstehen stechend riechende Zersetzungsprodukte (z. B. Akrolein), bekannt von den offenen Bratrösten der Jahrmärkte. So behandelte Fette und Speisen schädigen die Leber. Dagegen sind die *hoch gesättigten Fettsäuren geeignet, die Funktionsschwäche der Leberzellen zu beheben.* Sie steigern die Gallensekretion und wirken einer Überhöhung des Blutcholesteringehaltes entgegen (Cholesterin ist der Hauptbestandteil der Gallensteine).

## Sauermilch, Joghurt und Quark

Die Leber ist als Zentralorgan für den Eiweißstoffwechsel auf die Zufuhr von hochwertigem Eiweiß dauernd angewiesen. In vielen Untersuchungen hat sich das Milcheiweiß nicht nur als das biologisch wertvollste Eiweiß erwiesen, sondern ist durch seine besondere Zusammensetzung vorbildlich geeignet, die Leber mit Schutzstoffen zu versorgen. Unter den zahlreichen Eiweißbausteinen — man nennt sie Aminosäuren —, die das vollwertige Eiweiß ausmachen, spielt die Aminosäure Methionin als Leberschutzstoff eine überragende Rolle. Kein anderes Lebensmittel liefert so viel *Me-*

*thionin* wie die Milch, das in erhöhtem Maße noch in den Sauermilcharten Typ Joghurt und Typ Bioghurt enthalten ist und das in *noch reicherem Maße im Quark (Weißkäse)* zu finden ist.
Das in der Milch vertretene Vitamin $B_2$, auch als Laktoflavin bezeichnet, ist in der Dickmilch, dem Joghurt und dem Bioghurt noch konzentrierter enthalten als in der ungesäuerten Milch, weil die Milchsäurebakterien zusätzlich Laktoflavin bilden. Dieses Vitamin fördert die Zellatmung, weil es ein Sauerstoffüberträger ist.
Darüber hinaus wirkt es heilend auf die erkrankten Schleimhäute der Verdauungsorgane. Deshalb spielen die *Sauermilcharten* in der *Behandlung von Magen-Darm-Krankheiten* und von *Leber-Galle-Leiden* eine große Rolle.
Hinzu kommt, daß der Erwachsene, dessen Magen nicht mehr so viel Labferment erzeugt, wie dies beim Säugling der Fall ist, die Sauermilcharten weit besser verträgt als die süße Milch, weil in jeder Art von Sauermilch das Eiweiß durch die Milchsäure bereits aufgeschlossen, ausgeflockt, vorverdaut ist.
*Joghurt* ist eine Sauermilch, die durch spezifische Gärungserreger (Säure- und Aromabildner: Thermobacterium bulgaricum und Streptococcus thermophilus) aus abgekochter Milch hergestellt wird. Die Bakterien im Joghurt sind kräftige Milchsäurebildner. Sie widerstehen der Magensäure und vermögen im Darm fäulnis- und giftstoffbildende Bakterien zu unterdrücken. Für den ununterbrochenen *Dauergebrauch* ist *Joghurt nicht* geeignet, weil er eine Schädigung der physiologischen Darmbakterien auslösen kann. Erfahrene Darmspezialisten lassen daher während einer Kur zur Regeneration der gestörten Darmbakterienbesiedlung mit natürlichen Darmbakterien keinen Joghurt trinken, sondern verordnen eine andere Sauermilchart, den *Bioghurt*.
*Bioghurt* hat äußerlich dasselbe porzellanglatte Aussehen und ist so fest geronnen, daß er genau wie Joghurt mit dem Löffel abgestochen werden kann, ohne daß sich gleich Molke bildet. Im Geschmack ist er mild säuerlich und läßt sich unaufdringlich zu Milchmixgetränken, Salatsoßen und ähnlichem verwenden. Er entsteht aus ebenfalls abgekochter Milch mit Hilfe des Lactobacillus acidophilus und der Taette-Varietät des Streptococcus lactis. Die im Joghurt wirksamen Milchsäurebakterien, aus dem Schafsmagen stammend, sind für den Menschen darmfremd und können sich nie im menschlichen Darm ansiedeln. Dagegen entspricht der im Bioghurt enthaltene Bakterien- und Wirkstoffgehalt den im Darm

herrschenden physiologischen Verhältnissen. Das in den Bioghurt eingesäte Bacterium acidophilus ist der einzige Milchsäurebazillus, der sich im menschlichen Darm anzusiedeln vermag. Bei allen Arten gestörter Darmträgheit, insbesondere auch bei der *Verstopfung*, die *nach Operationen entsteht*, bei welchen Antibiotika gebraucht wurden, kann daher Bioghurt erfolgreich eingesetzt werden.

Eine Heilung von Leber-Galle-Leiden hat eine geregelte Darmfunktion zur Voraussetzung. Da die Leber-Galle-Diät ohnehin einen hohen Anteil von Milcheiweiß benötigt, ist es naheliegend, Bioghurt täglich zu gebrauchen, sei es als *Bioghurt in fester Form*, ähnlich wie Joghurt, oder als *Trinkbioghurt dickflüssig* wie Sauermilch oder als *Bioghurt-Quark*.

# Fruchtzucker in der Leber-Diät

Fruchtzucker – auch als Fruktose oder Lävulose bezeichnet, aber nicht zu verwechseln mit Traubenzucker (Dextrose) – findet sich in der Natur im Honig, in Früchten und Fruchtsäften, im gewöhnlichen Küchenzucker und teilweise in manchen Gemüsen und Samen. Fast immer ist der Fruchtzucker in Gesellschaft des Traubenzuckers in den Nahrungsmitteln enthalten. Die gesunde Leber kann alle diese Zuckerarten gleich gut verwerten, *die geschädigte Leber vermag dagegen Fruchtzucker am leichtesten zu verarbeiten.* Aus ihm bildet sie Glykogen, das ist eine tierische Stärkeart. Hiervon benötigt die Leber ständig einen gewissen Vorrat, um bei Bedarf diesen wichtigen Energiespender unverzüglich in die einzelnen Organe entsenden zu können. Überdies ist die Leber um so widerstandsfähiger gegen Schädigungen, je glykogenreicher sie ist. Der Fruchtzucker wirkt von allen Zuckerarten am stärksten glykogenbildend in der Leber.

Schädliche Stoffe, wie z. B. Alkohol oder andere Gifte, vermag die mit Glykogen gesättigte Leber besonders schnell abzubauen und auszuscheiden.

Die Glykogenbildung in der Leber wird begünstigt, wenn der Fruchtzucker in Verbindung mit kleinen Mengen von Methionin zugeführt wird. Methionin ist ein Eiweißkörper, der in konzentrierter Form im Quark enthalten ist. Quarkspeisen mit einem Zusatz von Honig, Früchten, Fruchtsäften oder Fruchtzucker in reiner Form sind daher für die Leber-Diät sehr zweckmäßig.

Fruchtzucker ist in Form eines pulverfein kristallisierten Zuckers als ›Rademanns Fruchtzucker‹ im Reformhaus käuflich. Da er die am stärksten süßende Zuckerart ist, benötigt man nur kleine Mengen davon; besonders stark süßt er in kalten Getränken und Speisen. *Fruchtzucker wird insulinunabhängig verwertet*, daher dürfen ihn auch Diabetiker gebrauchen (60 g über den Tag verteilt), ohne Anrechnung auf die Brotwerte.

Ein mit Fruchtzucker gesüßter Saft aus der waldfrischen Heidelbeere, markartig dick fließend, weil aus allen Teilen der Heidelbeere bereitet, steht in *Donath-Heidelbeer-Vollfrucht* zum kurmäßigen Gebrauch für die Leber-Galle-Diät zur Verfügung. Durch *Heidelbeer-Vollfrucht* wird der Darm entgiftet; schon in kleinen Mengen von zwei bis drei Eßlöffeln täglich lindert sie Blähungsbeschwerden und übt eine beruhigende Wirkung auf das Leber-Galle-System aus.

## Die Auswahl der Nahrungsmittel

Die beste Zubereitungsweise vermag nicht, ursprüngliche Mängel, die einem Nahrungsmittel anhaften (welkes Gemüse, angefaultes Obst, chemisch behandelte Fette usw.), zu beseitigen oder auszugleichen. Da die Diät mit der gleichen Sorgfalt und Gewissenhaftigkeit zubereitet werden muß, die wir von einem Apotheker verlangen, der ein ärztliches Rezept herzustellen hat, muß sich die Köchin, welche das Essen für den Kranken zubereitet, Warenkenntnisse aneignen. Um ihr dies zu erleichtern, sind an zahlreichen Stellen des Buches Hinweise über den Vitamingehalt, über die Wirkung einzelner Pflanzen auf die Leber-Galle-Leiden, über die Herstellung von Ölen und Margarine, über Mühlenerzeugnisse und Vollkornbrote, Fruchtsäfte und Würzstoffe, ja sogar über diätgeeignete Küchengeräte eingefügt. Die ›Diättips von A bis Z‹ bringen eine teilweise Zusammenfassung solcher warenkundlichen Hinweise.

## Wieviel Mahlzeiten?

Wie schon die einzelnen Speisezettel erkennen lassen, sind täglich fünf Mahlzeiten vorgesehen. Erfahrungsgemäß kann der Kranke besser mehrere kleine Mahlzeiten als wenige umfangreiche Mahlzeiten bewältigen. Auf diese Weise ist dauernd ein gleichbleibender Blutzuckergehalt gewährleistet, so daß das Gefühl der Müdigkeit und Erschöpfung nicht überhandnimmt. Ein kleines Glas Fruchtsaft mit etwas Leinsamen- oder Haferschleim bildet immer eine nützliche Zwischenmahlzeit.
Den allzu rundlichen Leber-Galle-Kranken muß allerdings empfohlen werden, sich mit drei Mahlzeiten zu begnügen. Sehr zweckmäßig ist ein wöchentlich eingeschobener Obsttag oder Milch-Obst-Tag.

# Begrenzung der Verbote

Was in jedem einzelnen Falle verboten werden muß, um die Gesundheit wiederherzustellen, geht aus den getrennt aufgestellten Diätplänen hervor. Diese Verbote bedeuten meist eine empfindliche Härte für den Kranken. Doch wird er durch ihre Einhaltung oft sehr schnell mit größerem Wohlbefinden belohnt. Es gibt Menschen von übergroßer Gewissenhaftigkeit, die geneigt sind, zu den Verboten für ihren gegenwärtigen Zustand noch solche zu addieren, die bei früher durchgemachten anderen Erkrankungen einmal notwendig gewesen sind. Eine derartige Kasteiung ist nicht notwendig, ja sie kann eine Gefahr bedeuten. Durch die unüberlegte Summierung von Verboten können Mangelzustände entstehen.

# Diättips von A bis Z

**Artischocken,** ein in südlichen Ländern gedeihendes Gemüse, dem eine Heilwirkung auf die Leber zugeschrieben wird. Es handelt sich um eine Distelart; Goethe berichtet schon darüber in seiner ›Italienischen Reise‹. Die schuppenartig am dicken Stiel haftenden Hüllblätter von grüner Farbe, zuweilen mit einem Stich ins Violette, haben harte, oft dornenartige Spitzen. Sie müssen vor der Zubereitung mit scharfer Schere abgeschnitten werden. Die dem Artischockenboden anhaftenden Fäden sind Staubgefäße, sie müssen herausgezogen werden, man bezeichnet sie als ›Heu‹. Durch starken Gerbsäuregehalt verfärben sich Stahlmesser bei Berührung mit den Blättern sofort schwarz. Wegen ihres Gerbsäuregehaltes sind sie gut gegen Durchfälle. Roh sind nur ganz junge Artischokken genießbar. Gekochte Artischocken dürfen nicht zum anderen Tag aufbewahrt werden, da sich auf ihnen rasch Bakterien ansiedeln (Bacillus subtilis, B. prodigiosus, B. anthracis, Bacterium coli), die nachteilig werden können. Dieser Vorgang verrät sich durch blaugrünliche Verfärbung.

**Avorio-Reis** ist ein nach besonderem Verfahren behandelter Reis: Das Reiskorn wird nach dem Schälen im Autoklaven behandelt. Dies führt zur gleichmäßigen Verteilung der Vitamine im ganzen Korn und ergibt ein Reiskorn, das niemals zu Brei verkocht. Dieser Reis ist im Gegensatz zum Naturreis oder ›braunen‹ Reis, der noch zu 100 % alle im Reiskorn enthaltenen Vitamine aufweist, von mattgelber Farbe, daher sein Name ›Avorio‹, der im Italienischen Elfenbein bedeutet. Er hat einen hohen Anteil an dem Leberschutz-Vitamin $B_1$ und sollte daher, wo man sich nicht zum Gebrauch von Naturreis entschließen kann, anstelle des nahezu vitaminfreien weißen Reises gebraucht werden. Avorio-Reis benötigt ebenso wie der Naturreis zum Garen die dreifache Flüssigkeitsmenge: 1 Tasse Reis = 3 Tassen Flüssigkeitszugabe.

**Bananen** sind in der Leber-Galle-Diät beliebt, sie müssen aber vollreif sein. Insgesamt umfaßt die grüne Banane drei Reifegrade, und zwar gelb mit grünen Spitzen, später völlig goldgelb, schließlich goldgelb mit braunen Tupfen. Vom ersten bis zum dritten Reifegrad sinkt der Stärkegehalt von 6,0 auf 1,2 %, wogegen der Zuckergehalt von 16,2 auf 19,5 % ansteigt. Die goldgelben Bananen mit den hellbraunen ›Sommersprossen‹ sind die voll ausgereiften. Hat sich die Schale infolge Überreife braunschwarz verfärbt, so sinkt der Zuckergehalt auf die Stufe des ersten Reifegrades zurück. Schwarze Druckstellen auf der äußeren Haut der halbreifen Bananen sind bedeutungslos. Man bevorzuge also für die Diät die goldgelben Bananen mit den mehr oder weniger großen braunen ›Sommersprossen‹.

**Buchweizen,** ein fast vergessenes Getreide, bringt in die Diättage mit Suppen und Breien eine willkommene Abwechslung. Er wird verschieden grob geschrotet im Reformhaus angeboten, hat ein sehr würziges Aroma als Einlage in Gemüsebrühe. Biologisch angebaut von der Donath-Mühle, im Reformhaus zu beziehen.

**Cenovis-Bierhefe** gibt es in Form einer streichfähigen Paste, gesalzen und ungesalzen, ferner in Form von Flocken (ungesalzen) und endlich als Cenovis gekörnte Brühe (Trockenhefe mit Kochsalzzusatz und mit Küchenkräutern gewürzt). Bierhefe ist das stärkste natürliche Konzentrat der Vitamine der B-Gruppe (siehe Leberschutz-Vitamine, Seite 35) und außerdem ein ausgezeichneter Spender von hochwertigem Eiweiß. Bierhefe erinnert im Geschmack an Fleischextrakt und ist geeignet zum Würzen von Brotaufstrichen oder zum dünnen Aufstreichen auf Butterbrot, ferner als Würze fader Mehlspeisen, zu Salatsoßen und zu Suppen und Breien. Gerade in der kohlehydratreichen Leberschonkost, die einen erhöhten Bedarf an Vitamin $B_1$ erfordert (Kohlehydrate können nur in Gegenwart dieses Vitamins in der Leber in Glykogen umgewandelt werden), ist der regelmäßige Gebrauch von Bierhefe wünschenswert, ganz besonders auch bei Anstaltsverpflegung. Die Bierhefe wirkt appetitanregend.

**Chicorée,** auch als ›Brüsseler Chicorée‹ geführt, eine Schwester der wildwachsenden (Cichorium intybus) und der in unseren Gärten gedeihenden Endivie, bildet eine angenehme Bereicherung der Salatküche. Die Gepflogenheit, den bitter schmeckenden Kern am Boden der Stange 1 cm tief auszuschneiden, ist nicht empfehlenswert. Gerade die Bitterstoffe sind das Heilsame an dieser Salatpflanze. Häufig werden Chicorée und Endivien lange in warmem Wasser gewässert, um die Bitterstoffe auszuziehen. Dabei werden auch weitgehend die wasserlöslichen Vitamine B und C ausgeschwemmt. Chicorée darf nur kurz unter dem fließenden Strahl gewaschen werden. Dieser Salat verträgt nicht das Aufbewahren im Tiefkühlfach des Kühlschranks. Besser ist das Aufbewahren der in sauberes Papier eingewickelten Salatkolben an einem schattigen, kühlen Ort, was auch für alle anderen Salate gilt. Chicorée darf erst geschnitten werden, wenn die Salatsoße schon angerichtet ist, da die Schnittflächen bei Berührung mit Luft sofort bräunen. In den Wochen, in denen es keinen Endiviensalat mehr gibt, der mit seiner Fülle von grünen Blättern sehr Vitamin-C-reich ist, ist die Chicorée eine wertvolle Bereicherung des Diätplans.

**Datteln,** bei uns nur getrocknet zu verwenden, haben sehr hohen Zuckergehalt und wirken mild abführend. In der Leberschonkost werden entweder nur sehr saftige, zarte Datteln roh gegessen, etwas faserreichere, sehr trockene Früchte müssen über Nacht eingeweicht werden und dann im Mixgerät oder sonstwie püriert werden.

**Eier** werden bei Vorliegen einer Gallenstauung als galletreibendes Mittel eingesetzt, und zwar entweder roh zu schlürfen – auch in

Verbindung mit einem Fruchtsaft schaumiggeschlagen – oder als weichgekochtes Ei. (Siehe Rezeptteil Seite 118.) Harte Eier, Rühreier und Spiegeleier sind diätwidrig. Auch in eine Mehlspeise eingearbeitet, wird das Ei meist gut vertragen, ebenso in Verbindung mit Milch als Mixgetränk oder in Suppen. Aber alle fetten, mit Eiern zubereiteten Soßen, wie Mayonnaise, holländische Tunke usw., sind gefährlich. Selbstverständlich sollen nur frische Eier in der Diät gebraucht werden. Ein Eigelb enthält 5 bis 6 g Fett, wovon ein Teil Cholesterin ist. In der fettarmen Leberschonkost sollen Eier nur in begrenztem Maße gebraucht werden.

**Feigen,** in unseren Breitengraden meist nur als gedörrte Früchte im Gebrauch, sind sehr zuckerreich. Sie öffnen den verstopften Darm. Mit der stuhltreibenden Eigenschaft hängt die gute Wirkung der Feige bei Erkrankungen der Leber und Gallenblase zusammen. Bei Gelbsucht, Gallenblasenentzündung und Gallensteinen sind Feigen nicht erlaubt. Die Feigen sind über Nacht einzuweichen und dann am besten sehr klein zu schneiden oder im Multimix breifein zu zermahlen (besonders auch wegen der darin enthaltenen Kernchen). Als ›Naturware‹ gelten die getrockneten Feigen, die als ›Kranzfeigen‹ im Handel sind. Sie sind vor dem Gebrauch abzuwaschen. Die verpackten Feigen sind meist zuvor in eine Zucker- oder Melasselösung eingelegt worden, damit sie besser geformt werden können. Die neue Ernte kommt Ende August auf den Markt. Man achte darauf, daß die Feigen nicht von Milben befallen sind!

**Gervais,** ein aus Milch von tuberkulosefreien Kühen hergestellter Frischrahmkäse, spendet als schmackhafter Brotaufstrich (ohne Butter!) höchstwertiges Eiweiß und entspricht in einer Menge von rund 30 g = $1/2$ Gervais im Fettgehalt 9 g Butter. Das Milchfett ist in dieser Form besonders bekömmlich, da es zusammen mit dem höchstwertigen Milcheiweiß eine feine Emulsion bildet und als solche besonders leichtverdaulich ist.

**Hafer** ist wohl das volkstümlichste Breigetreide. Hafer enthält reichlich Kieselsäure und wirkt durch hohen Kaliumgehalt harntreibend. Sein Vitamin-B-Gehalt ist bedeutend. Hafer ist in Flokkenform, als Grütze und als Hafermehl im Handel. Je gröber die Flocken, desto mehr von der ursprünglichen Zusammensetzung des

Haferkorns ist darin enthalten. Hafer kann im allgemeinen nur geschält, also von den Spelzen befreit, gebraucht werden. Eine Ausnahme bildet der biologisch gezogene ›Spießkornhafer‹ der Donath-Mühle, ein sogenannter Nacktkernhafer, der ohne Spelzen wächst und daher ungeschält verwendet werden kann. Der Keim bleibt unbeschädigt. Dadurch ist diese Haferart die einzige für die Ernährung gebräuchliche, die keimfähig ist. Bekanntlich vermehrt das Getreidekorn beim Keimen (in ungechlortem Wasser) das Vitamin $B_1$, die Nikotinsäure (um 50 %) und ebenso den Inosit, die alle zur Gruppe der Leberschutz-Vitamine zählen (siehe Seite 35). Haferbrei und -schleim aus Donath-Sprießkornhafer erfreuen in der hier dargestellten Diät besonders durch ihr herzhaftes Aroma und ihren hohen Sättigungswert (siehe Rezepte Nr. 26 bis Nr. 28).

**Heidelbeere,** die einheimische Wildfrucht, bewährt sich besonders als Heidelbeersaft, falls nicht frisch herzustellen als ›Heidelbeer-Vollfrucht‹ (Donath-Kelterei München). In diesem Erzeugnis sind die frischen Heidelbeeren zu allerfeinstem Püree vermahlen, so daß der biologische Gesamtkomplex aller wertvollen Wirkstoffe erhalten bleibt. Durch Hinzugabe von Fruchtzucker (Lävulose) erhöht sich noch der Wert für die Leber-Galle-Diät. Heidelbeer-Vollfrucht fördert die natürlichen Funktionen von Magen und Darm und lindert schon nach kurzfristigem Gebrauch (dreimal täglich ein Eßlöffel) die lästigen Begleiterscheinungen bei unspezifischen entzündlichen Erkrankungen des Magen-Darm-Kanals, wie Völlegefühl, Sodbrennen, Blähungsbeschwerden und Durchfälle. Diese Erfolge sind durch Untersuchungen an einer bedeutenden Universitätsklinik belegt.

**Hirse** bringt in die oft eintönige Breidiät eine willkommene Abwechslung. Ihr herzhaftes Aroma kommt besonders gut zur Geltung in Verbindung mit Milch. Zum Ausquellen ist die fünffache Flüssigkeitsmenge notwendig, also 1 Tasse Hirse, 5 Tassen Flüssigkeitszusatz. Sehr gut schmeckt eine Mischung von Reis mit Hirse. Die Hirse ist reich an Silizium (Kieselsäure) und an anderen Spurenelementen. Das Trinken kieselsäurereicher Aufgüsse zur Behandlung der Lungentuberkulose war in alten Zeiten viel gebräuchlich. Kieselsäure fördert auch den Haarwuchs.

**Honig** kann in warmem Wasser, in Hafer- oder Linusitschleim, in Tee oder in Milch gelöst bei Leberleiden unbedenklich genommen werden. Schon Hippokrates hat bei Leber- und Milzerkrankungen und bei Wassersucht Esels- oder Ziegenmilch mit $^1/_3$ Honigzusatz gegeben. Honig hat auch eine entwässernde Wirkung, er ist – abgesehen von den mittelamerikanischen Honigen – frei von Kochsalz, er hat nur minimale Mengen von Eiweiß. (Zitiert nach Prof. Spöttel, ›Honig und Trockenmilch‹.) Honig öffnet den Darm. Honig darf nicht bis zum Siedepunkt erhitzt werden, wenn er voll wirksam sein soll, sondern höchstens auf 40° C.

**Ingwerkeks** der Firma Batscheider, mit naturreinem Ingwer gewürzt, der jeweils frisch gerieben wird, mit reinem Pflanzenfett zubereitet, bewirken ein vermehrtes Fließen des Magensafts, an dem es häufig bei Leber-Galle-Kranken fehlt. Sie eignen sich für kleine Zwischenmahlzeiten in der Diät nach Abklingen der entzündlichen Erscheinungen (siehe Seite 30 und 74).

**Innereien,** wie Herz, Leber, Nieren, Bries, sind cholesterinreiche Organe des tierischen Körpers und als solche für die Leber-Galle-Diät wenig geignet.

**Kochsalz** siehe Seite 31, Würzplan zur Leber-Galle-Schonkost.

**Kollath-Frühstück,** Weizenflocken aus biologischem Anbau, nach dem ›Kollath-Verfahren‹ schonend behandelt zur Erhaltung ihres Frischkostwertes. Sie werden mit Obst und Milch vermischt (siehe Rezepte Seite 103) als erstes oder zweites Frühstück oder abends gegeben. Besonders gut bekömmliche Rohkost, reguliert die Darmtätigkeit und begünstigt die Leber-Galle-Funktion.

**Kraftkorn,** ein Weizenschrot aus biologisch angebautem Weizen der Donath-Mühle Stockheim (Bad Wörishofen), nach patentiertem Verfahren so geschrotet, daß der Keim unverletzt bleibt. Dadurch werden Vitaminverluste durch Sauerstoffzutritt vermieden. Beim Quellen in wenig kaltem, ungechlortem Wasser entwickelt sich innerhalb 12 bis 14 Stunden eine zusätzliche Menge Vitamin $B_1$. Eine gute Grundlage für das Müsli mit stark darmanregender Wirkung (siehe Seite 102).

**Linusit,** eine Spezialzucht als Heil- und Speiseleinsaat, ist in mehrfacher Hinsicht für die Leber-Galle-Diät wertvoll. Neben einem hohen Gehalt an den Leberschutz-Vitaminen A, $B_1$, $B_2$, C und E ist Linusit eine der ergiebigsten Quellen für das sogenannte Vitamin F, die hoch ungesättigten Fettsäuren (Linolsäure und Linolensäure), die wie ein Zündstoff im Fettstoffwechsel wirken. Außerdem weist Linusit einen hohen Eiweißgehalt auf, der Eiweißbaustein Methionin ist dabei sehr gut vertreten. Das Methionin gilt als hochwirksamer Leberheil- und -schutzstoff. Therapeutisch wertvoll sind die in Leinsamen vorkommenden schleimbildenden Stoffe, an denen Linusit besonders reich ist. Diese bewirken durch ihre einhüllenden Eigenschaften eine *Herabsetzung der Schmerzempfindlichkeit entzündeter Schleimhäute.* Linusitschleim erhöht die Bekömmlichkeit roher Frucht- und Gemüsesäfte, besonders der sauren Fruchtsäfte oder scharf schmeckender Gemüse- und Wurzelsäfte (Kresse, Rettich). Durch hohe Quellfähigkeit treibt Linusit den trägen Darminhalt vorwärts, ohne eine schädliche Reizwirkung auszuüben. Linusit ist zur Vermeidung von Vitaminverlusten weder gemahlen noch geschrotet im Handel, sondern einmal in der Mitte aufgebrochen wie eine Nuß. (Siehe Rezepte Nr. 6 bis Nr. 25.)

**Löwenzahn.** Seine jungen Blätter, vor der Blüte gesammelt, sind ein feiner Frühlingssalat. Dem Löwenzahn wird eine Steigerung der Lebersekretion nachgerühmt. Er gilt als wirksames Mittel zur Verhütung von Gallensteinen. Dazu sollte der Salat oder frische Preßsaft kurmäßig 4 bis 8 Wochen gebraucht werden. (Zitiert nach Dr. Weiß, ›Lehrbuch der Phytotherapie‹, Hippokrates-Verlag, Stuttgart.)

**Mark,** der fettreiche Inhalt der Röhrenknochen von Schlachttieren, von salbenartiger Konsistenz, gelblich bis rötlich gefärbt, kann in Form der Suppenklößchen oder von damit bereiteten Suppen Gallenbeschwerden auslösen.

**Nüsse und Mandeln** enthalten höchstwertiges Eiweiß, wertvolles Fett mit hohem Anteil an hoch ungesättigten Fettsäuren (siehe Seite 38) und sind ausgezeichnete Vitamin-B-Spender (Leberschutz-Vitamin). Für die Leber-Galle-Diät bewähren sich Nüsse und Mandeln am besten in Form von feinst gemahlenen Nußmusen (Typ Hasel-Nuxo, Mandel-Nuxo und Original-Mandel-

Emulsion Nuxo), teils als Zusatz zum Müsli, zum Kollath-Frühstück oder zur Herstellung von Mandelmilch.

**Obst** hilft durch seinen hohen Zuckergehalt und den Reichtum vieler Früchte an Vitamin C, den erhöhten Zucker- und Vitamin-C-Bedarf der Leber zu decken, die auch bei Erkrankungen der Gallenblase fast stets in Mitleidenschaft gezogen ist. (Rohes oder gekochtes Obst, siehe Seite 28.) Von den Obstsäften verdienen die Heidelbeere (Heidelbeer-Vollfrucht) ihrer darmberuhigenden Wirkung wegen und die Sanddornbeere als stärkster einheimischer Vitamin-C-Träger besondere Beachtung.

**Paprikaschoten.** Es gibt grüne, gelbe und rote, je nach dem Grad der Reife. Die als ›Gemüse-Paprika‹ auf den Märkten erscheinenden Schoten sind im allgemeinen von mild-süßem Aroma. Ihr Gehalt an Vitamin C übertrifft alle einheimischen Gemüsearten beträchtlich. Die äußere harte Schale läßt sich leicht abziehen, wenn man die Schoten kurze Zeit im Backofen erwärmt hat. Dann sind sie auch in der Schonkost gut verdaulich. Sie dienen als Brotbelag, in ganze feine Streifen geschnitten, oder fein geschnitten unter den grünen Salat gemischt; fein gehackt im Quark sind sie delikat. Im Multimix können sie mit anderen Kräutern oder auch allein püriert und so in Salatsoßen gemischt werden, die sie schön grün oder rot färben. Paprikaschoten ergeben mit Tomaten gedünstet eine unübertrefflich würzige Beilage zu Reis, man kann sie auch damit mischen.

**Quark** (Topfen, Weißkäse) ist der bei der Milchgerinnung ausgeschiedene Käsestoff, das Kasein. In den Molkereien wird Quark nur aus Magermilch hergestellt. Er ist also völlig fettfrei. Dadurch ist er für die fettarme Leberschonkost sehr gut geeignet. Sein Hauptvorteil ist aber der Gehalt an Methionin, einer Eiweißart, die für den Aufbau und die Funktion der Leber von höchster Bedeutung ist. Schichtkäse ist Quark mit einem Fettzusatz (Rahm). *In allen Rezepten dieses Buches, wo ›Quark‹ genannt ist, ist der Magerquark gemeint, also nicht der Schichtkäse.* Es gibt Schichtkäse mit 10 % Fett i. T. (in der Trockenmasse), das sind 2 g Fett in 100 g Quark, bei 20 % Fett i. T. macht es 4 g auf 100 g Quark aus. Wo strenges Fettverbot angezeigt ist, kann also Schichtkäse nicht verwendet werden.

**Rettich** ist ein altes Volksheilmittel bei Gallenleiden und gilt auch in der neuzeitlichen Pflanzenheilkunde als Verhütungsmittel von Gallensteinen. Er reguliert Verstopfung und Blähungsbeschwerden. In Saftform ist er besonders bekömmlich. Kurmäßig werden 150 ccm (das ist etwas mehr, als eine Kaffeetasse faßt), auf mehrere Portionen über den Tag verteilt, eingenommen. Zu $^1/_3$ mit Leinsamenschleim gemischt und nach Belieben mit etwas Honig gesüßt, wird seine Schärfe gemildert. Der schwarze Rettich gilt als besonders wirksam.

**Siesa-Elf,** eine Schutz- und Aufbaunahrung auf Grundlage von Leinsamen (semen lini Fink), Honig, Kräutern, Roh- und Traubenzucker, Milcherzeugnissen, Meersalz, wird trocken gegessen, schmeckt krokantartig, geeignet zum Bestreuen von Quarkspeisen, Obstsalaten, Müsli oder als Reiseproviant. Appetitfördernd, darmanregend. In Reformhäusern zu beziehen.

**Tomate,** Paradiesapfel, Paradeiser, wird häufig zu Unrecht verdächtigt, oxalsäurereich zu sein. Die wahrnehmbare Säure in der Tomate ist Apfelsäure, eine organische Pflanzensäure, die im Körper zu Kohlensäure und Wasser verbrannt wird. In der Diät sollen allerdings nur gut ausgereifte Tomaten verwendet werden. Sowohl roh wie gedämpft und gedünstet wirkt sie sich günstig auf die Verdauungsfunktion und die Lebertätigkeit aus.

**U,** auch ›Vitamin U‹, ist ein im Jahre 1950 entdeckter Stoff in frischem *Weißkohlsaft,* der zur Heilung von Magengeschwüren hilfreich ist. Man nannte ihn anfänglich ›Anti-Ulkus-Faktor‹ (Ulkus = Geschwür), und da man an einen vitaminartigen Wirkstoff dachte, entstand die Bezeichnung ›Vitamin U‹. Tatsächlich handelt es sich aber um eine Aminosäure, also einen Eiweißstoff. In Amerika sind Kuren mit Weißkohlsaft gegen Magengeschwür sehr verbreitet. Er ist aber auch in der Leberschutzkost nützlich, weil er reich ist an Vitamin K, dessen blutungsverhütende Wirkung bei manchen Zuständen außerordentlich erwünscht ist. (Siehe Seite 37.) Mit Apfelsaft vermischt, schmeckt er ausgezeichnet.

**Vollkornbrot** enthält alle Bestandteile des ungeschälten Getreidekorns. Gut ausgebackene Vollkornbrote sind gerade in der Diätkost wertvoll. Die lockeren, leicht krümelnden Sorten sind auch für den Leberkranken bekömmlich. Die Auswahl ist heute sehr groß, doch wird man zur Vermeidung von Enttäuschungen die Erzeugnisse solcher Brotfabriken bevorzugen, die Gewähr für eine einwandfreie Herstellung bieten. In erster Linie kommen in Frage die lockeren Grahambrote, wie Kneipp-Kraftbrot, Grahambrot, Weizenkeimbrot der ABK-Betriebe (Achimer Simonsbrot-Fabrik, Batscheider Knäckebrotfabrik, Kasseler-Mitteldeutsche Simonsbrot-Fabrik), die neuerdings noch ein Spezialbrot mit besonders hohem Gehalt an hoch ungesättigten Fettsäuren herausbringen, das ›ABK-Gold‹. Auch das Weizen-Diätbrot dieser Firma ist hervorragend für Diätzwecke geeignet; dieses Weizen-Diätbrot und das ABK-Gold werden auch ohne Kochsalzzusatz für die streng natriumarme Kost geliefert. Da diese Brotsorten auch mit Kochsalz geliefert werden, muß beim Einkauf das ohne Kochsalzzusatz hergestellte Brot verlangt werden. Es trägt auf der Packung einen entsprechenden Hinweis. Zu den Vollkornbroten rechnen auch die Steinmetz-Brote, für welche das Korn im Naßschälverfahren enthülst wird, wobei Keim und Samenschale erhalten bleiben. Sachgemäß hergestellte Vollkornbrote blähen nicht. Besonders bekömmlich ist das Knäckebrot, von dem es auch verschiedene Sorten gibt. Für die Leberschonkost ist Weizenknäcke am besten. Der langdauernde, einseitige Genuß von Weißbrot führt zu Vitaminmangelschäden und Verstopfung.

**Wurst** ist aus der Diät für Leber-Galle-Kranke auszuscheiden. ›Magere‹ Wurst gibt es kaum, bei der Wurstherstellung können die Fettzusätze nicht so korrekt bestimmt werden, wie dies beispielsweise durch die Verordnungen in der Käserei gesetzlich festgelegt ist. Der Fettgehalt der Wurst läßt sich also nicht berechnen. Daher schließt der Verzehr von Wurst ein nicht zu verantwortendes Gesundheitsrisiko in sich. Hinzu kommt, daß Wurst meist sehr scharf gewürzt ist und einen hohen Kochsalzgehalt hat. Auch die cholesterinreichen Innereien werden in den Würsten verarbeitet. Bekanntlich begünstigt das Cholesterin die Entstehung von Gallensteinen. Es gibt kaum ein Nahrungsmittel, das so viele Zusätze an Fremdstoffen aufweist wie die Wurst.

**Ysop,** ein kaum noch bekanntes Gewürzkraut von stark aromatischem Duft, gehört zu den Bitterkräutern. Kann zu rohen Tomaten, zu Salaten, auch zum Quark, gebraucht werden, aber sparsam.

# Diätplan bei akuter Gelbsucht (Hepatitis)

**Fasten** — 3 bis 5 Tage, mit reichlicher, aber nur schluckweiser Zufuhr warmer oder im Wasserbad angewärmter Getränke.

**Getränke** — Zum Süßen 50 bis 100 g Fruchtzucker (z. B. Lävoral oder Rademanns Fruchtzucker). Pfefferminztee, Pfefferminz-Kamillentee, Pfefferminz-Schwarztee.

**Alkoholverbot** — Kein Bier, kein Wein, auch kein Wermutwein, keine Schnäpse, keine Liköre, auch keine Magenliköre oder Magenbitter, keine alkoholhaltigen Kräftigungsmittel, kein Sekt.

## *Ab 2. Woche: Aufbaudiät*

**¼–½ l Milch · täglich** — Milch am besten als Sauermilch, Buttermilch, Bioghurt, Joghurt, in kleinen Mengen und im Wasserbad angewärmt; süße Milch nur in Suppen und Speisen verarbeitet oder mit Getreide- oder Leinsamenschleim gemischt.

**Fruchtsäfte** — am besten mit warmem Leinsamenschleim verdünnt, gut gesüßt mit Fruchtzucker; geeignet sind Säfte von roten und schwarzen Johannisbeeren, Apfelsaft (Donath-Apfelsaft-Auslese), Donath-Heidelbeer-Vollfrucht. Vorsicht mit Apfelsinen- und Zitronensaft, da sie nicht immer vertragen werden. Donath-Sanddorn-Vollfrucht als Vitamin-C-Spender zu Sauermilch, Joghurt, Bioghurt, Buttermilch.

**Suppen** — Grundlage: Gemüsebrühe, Milch, auch Milch

mit Wasser verdünnt. Zum Dicken als Einlage: Reis, Hafer, Grünkern, mehlige Kartoffeln, Teigwaren.

**Gemüse**

*Preßsäfte* Zunächst als Saft von Möhren, Karotten, roten Rüben, schwarzem Rettich, Kopfsalat, verdünnt mit etwas angewärmtem Linusitschleim;

*roh gerieben* als Frischkost von Möhren, Rettich, roten Rüben, Sellerie, mit Bioghurt-Soße.

*gedämpft* und nur nach beendigtem Garvorgang mit ein paar Tropfen Sonnenblumen-Kaltpreßöl beträufelt: Blumenkohl, Fenchelknollen, Tomaten, Spinat, Möhren, zarte Teile von Spargel.

**Salate** Kopfsalat, Chicorée, Endivien fein geschnitten, Feldsalat, etwas zerschnitten oder sehr gut gekaut, mit fettarmer Bioghurt- oder Sauermilchsoße.

**Kartoffeln** in Suppen püriert oder als Kartoffelbrei mit etwas Milch und Hinzufügen von 5 g frischer Butter oder Vitaquell-Vollwert-Fettnahrung. *Keine* Bratkartoffeln, kein Kartoffelsalat.

**Obst** Frische Erdbeeren, Heidelbeeren, Himbeeren – durch ein Sieb gestrichen –, geriebene Äpfel, Obstsäfte (siehe Getränke). Mit Fruchtzucker gesüßte Kompotte aus allen Obstarten, *ausgenommen* Trauben, Rosinen, Johannisbeeren, Feigen.

**Gebäck** Röstbrot (Toast) aus altbackenem Weiß- und Grahambrot, Zwieback, Weizenknäckebrot, Milch- und Wasserbrötchen. *Kein Kuchen*, keine Torten, kein Fettgebackenes.

**Mehlspeisen** Reis, Grieß, Hirse, Nudeln, Makkaroni, 50 bis 100 g.

**Fett** Nach ärztlicher Erlaubnis 10 bis 30 g *frische*,

| | |
|---|---|
| | *nichterhitzte* Butter oder Vitaquell-Vollwert-Fettnahrung. Auf warmen Speisen zerfließt das Fett von selbst. *Kein* tierisches Schlachtfett, keine Nüsse, keine Mandeln. |
| **Eier** | Ein weichgekochtes Ei am Tag, noch besser: ein Ei in den Speisen verteilt. |
| **Fleisch, Fisch, Geflügel** | *Nur mit Erlaubnis des Arztes* 50 bis 100 g pro Mahlzeit, nicht mehr als 300 g pro Woche von allem zusammen (Fleisch, Fisch, Geflügel). In manchen Fällen ist völlig fleisch- und fischfreie sowie geflügelfreie Diät zeitweise erforderlich. Unter obiger Voraussetzung erlaubt: Kalbfleisch, mageres Huhn ohne Haut, magerer Fisch gekocht oder ohne Fett gegrillt. *Keine* geräucherten oder marinierten Fische! *Keine* fetten Fische (Aal, Bückling, Sprotten). |
| **Quark** | Täglich 100 bis 300 g Quark (Magerquark, kein Schichtkäse), in abwechselnden Zubereitungen süß und gewürzt. *Keine anderen Käse.* |
| **Zucker** | Täglich 50 bis 100 g Trauben- oder Fruchtzucker, z. B. Lävoral. |
| **Gewürze** | Alle frischen grünen Gartenkräuter, Muskat, Vanille. *Verboten:* Gurken, Mohn, Essigessenz, Kunstessig, Meerrettich, Senf, Pfeffer, Paprika, Curry, Zwiebel. |
| **Verbotene Genüsse** | Marzipan, Pralinen, Schokolade, Schlagsahne, fetter Kuchen und Cremetorten, alle scharf gewürzten, geräucherten, marinierten, stark gesäuerten Speisen, frisches Brot, Eis, eisgekühlte Getränke, kohlensäurehaltige Getränke, Bohnenkaffee. |

## *Wochen-Speisezettel bei akuter Gelbsucht*

(Aufbau nach dem Teefasten)

1. *Frühstück* (täglich)
Leichter Aufguß von Pfefferminz-Kamillentee oder dünner Schwarztee. Röstbrot, Vollkornzwieback.
Honig, Apfel-, Quitten- oder Johannisbeergelee mit Quark vermischt.

2. *Frühstück* (täglich abwechslungsweise)
a) *Quark-Cocktails* mit warmem Linusitschleim
Rezepte Nr. 15, 16, 17, 18 (I. und III. Art.), 21, 22, 23, 24, 25.
b) *Linusit-Honigmilch,* Rezept Nr. 8.
c) *Kompott* von Äpfeln, Aprikosen, Pfirsichen oder Heidelbeeren, alles durchs Sieb gestrichen, mit Fruchtzucker gesüßt.

*Nachmittag*
1 Flasche Bioghurt oder $^1/_4$ l Sauermilch (im Wasserbad vorgewärmt) mit Fruchtsaft (Donath-Heidelbeer-Vollfrucht oder Donath-Sanddorn-Vollfrucht).
Vollkornzwieback oder Weizenknäcke dazu.

| *Mittagessen:* | Rezept Nr. | *Abendessen:* | Rezept Nr. |
|---|---|---|---|
| 1. *Tag* | | | |
| Linusit-Hafersuppe mit Milch | 32 | Tomatensaft mit Linusit-Schleim | 9 |
| Quark-Kartoffelbrei | 98 | Reisbrei | 75 |
| Apfelmus | 155 | Bananen mit Heidelbeer-Vollfrucht-Quark | 88 |
| 2. *Tag* | | | |
| Haferschleim-Tomatensuppe | 26 | Linusit-Schleim, Bouillon-Art | 7 |
| Kartoffelbrei | 128 | Hirsebrei | 66 |
| Kopfsalat zerschnitten in fettarmer Sauermilchsoße | 195/173 | Aprikosenkompott, püriert | 156 |
| Sanddorn-Quark-Pudding | 85 | | |

| *Mittagessen:* | Rezept Nr. | *Abendessen:* | Rezept Nr. |
|---|---|---|---|
| *3. Tag* | | | |
| Kartoffelsuppe, püriert | 34 | Möhren-Cocktail | 10 |
| Nudeln mit Tomatensoße | 73/44 | Kräuterquark | 92 |
| | | Weizenknäcke | |
| *4. Tag* | | | |
| Haferschleim-Gemüsesuppe, püriert | 30 | Sanddorn-Milchreis | 76 |
| Kartoffelschnee | 127 | Apfelmus | 155 |
| Gedämpfte Möhren | 142 | | |
| Quark-Sanddorn-Pudding | 85 | | |
| *5. Tag* | | | |
| Haferschleim-Saftsuppe, süß | 27 | Tomatenquark mit Knäcke- oder Grahambrot | 91 |
| 100 g Kalbfleisch, ohne Fett gegrillt und püriert | 106 | | |
| Spinat-Kartoffelbrei | 144 | | |
| *6. Tag* | | | |
| Cocktail ›Rote Beete‹ | 11 | Buchweizengrütze in Milch mit Kompott | 62 |
| Gedämpfter Blumenkohl | 134 | | |
| Brühkartoffeln | 130 | | |
| Heidelbeer-Quark-Pudding auf Bananenhälften | 87 | | |
| *7. Tag* | | | |
| Haferschleimsuppe, würzig | 26 | Sanddorn-Bananen-Bioghurt | 220 |
| 100 g Hühnerbrust gekocht, ohne Haut, fein gehackt | 124 | Quark-Kartoffelbrei | 98 |
| Reis in Gemüsebrühe | 74 | Chicorée, fein geschnitten, in fettarmer Soße | 192/173 |
| Kopfsalat in fettarmer Soße | 195/175 | | |

**Ferner können alle nachstehend angeführten Rezepte in der Aufbaudiät ab zweiter Woche gegeben werden:**

*Diät-Cocktails* (Frucht- und Gemüsesäfte) Nr. 9–12, 13–15, 16–18 (I. u. III. Art), 22–25

| | |
|---|---|
| *Milch* | Nr. 206–227 |
| *Quark-Cocktails* | Nr. 15–18 (I. u. III. Art), 21–25 |
| *Quark* | Nr. 58, 61, 85–92, 96–98 |
| *Suppen* | Nr. 28–39 |
| *Grützen, Reis, Nudeln* | Nr. 62, 67, 70, 78, 81, 96, 97, 162–166 |
| *Kartoffeln* | Nr. 98, 127, 131, 144 |
| *Gemüse* | Nr. 133–136, 142–146 |
| *Kollath-Frühstück, Müsli* | Nr. 54, 56–58, 60–61 |
| *Salate* | Nr. 182–195, 197, 198–201 |
| *Obst, Kompotte* | Nr. 147–149, 155, 156, 158–161 |
| *Eier* | Nr. 101–103, ferner in Speisen: 29, 39, 42, 99, 162, 165 |
| *Fleisch, Fisch, Geflügel* | Nr. 106, 110, 112, 113, 114, 117, 120, 124 125 (50–100 g pro Tag, nicht mehr als 300 g wöchentlich) |

# Diätplan bei akuter Gallenblasenentzündung

| | |
|---|---|
| **Fasten** | 1 bis 2 Tage, nur kleine Mengen von *ungesüßtem* Kräutertee (Pfefferminze, Kamille, Kamille-Pfefferminze gemischt, schwarzer Tee). |
| **Alkoholverbot** | Keine Schnäpse, kein Kognak, kein Magenbitter, keine Likore, kein Wein, kein Wermutwein oder ähnliches. |
| **Aufbaudiät Stufe I** | An den weiteren 2 bis 3 Tagen Rettichsaft mit Leinsamenschleim dreimal täglich (Rezept Nr. 12), Leinsamenschleim mit Milch, Haferschleim mit Milch, Zwieback, Tee, Rezepte Nr. 8 und Nr. 28. |
| **Aufbaudiät Stufe II** *(siehe nachstehenden Wochenspeisezettel)* | An weiteren 2 bis 3 Tagen Haferschleim oder Leinsamenschleim mit wenig frischer Butter, kleine Mengen zimmerwarmer Sauermilch, Buttermilch, Joghurt, Bioghurt, Breie (halb Wasser, halb Milch) mit Grieß, Reis, Hafer, schwach gewürzt mit Tomatenmark oder -saft, Kartoffelbrei. |

| | |
|---|---|
| | Auch Brei gut einspeicheln, ›kauen‹ vor dem Schlucken. |
| **Getränke** | Tee, Kakao, Fruchtsäfte mit Wasser verdünnt, Mandelmilch. |
| **Eier** | Keine. |
| **Fette** | Wegen der hohen Fettunverträglichkeit nur die vom Arzt jeweils erlaubten Mengen und nur reines Fett, wie frische, unerhitzte Butter, Vitaquell-Vollwert-Fettnahrung, Sonnenblumen-Kaltpreßöl. |
| **Quark** | In etwas weiter fortgeschrittenen Fällen in fettarmen Zubereitungen.<br>Keine anderen Käsearten. |
| **Gewürze** | Nur Tomatenmark oder Tomatenpreßsaft, Bierhefeextrakt, Bierhefeflocken, Kümmel, frische Küchenkräuter, wie Estragon, Dill, Melisse, Petersilie, Zitronensaft, Friate.<br>Siehe auch ›Würzfahrplan‹, Seite 35, ›Verbotene Gewürze‹. |

## *Wochen-Speisezettel zur Aufbaudiät Stufe II bei akuter Gallenblasenentzündung*

*1. Frühstück*
Pfefferminztee oder Kamille-Pfefferminze gemischt, Pfefferminze gemischt mit Schwarztee, dazu eine Scheibe Weizenknäcke oder Steinmetz-Zwieback oder Röstbrot.

*2. Frühstück*
Wahlweise Linusit-Schleim, Bouillon-Art, Rezept Nr. 7, Tomaten-Cocktail Nr. 9, Möhren-Cocktail Nr. 10, Cocktail ›Rote Beete‹ Nr. 11, Vitamin-Cocktail Nr. 13.

*Nachmittag*
Wie 1. Frühstück.

| *Mittagessen:* | Rezept Nr. | *Abendessen:* | Rezept Nr. |
|---|---|---|---|
| 1. *Tag* | | | |
| Haferschleimsuppe | 26 | Linsuit-Hafer-Milchsuppe, | |
| Kartoffelschnee | 127 | passiert | 32 |
| | | 1 kleines Glas angewärmten | |
| | | Apfelsaft | |
| 2. *Tag* | | | |
| Haferflockensuppe, passiert | 30 | Kollath-Frühstück, | |
| Kartoffelbrei | 128 | mit angewärmter Milch oder | |
| 1 kleines Glas schwarzer | | angewärmtem Bioghurt | |
| Johannisbeersüßmost | | zubereitet | 54 |
| 3. *Tag* | | | |
| Linusit-Hafer-Milchsuppe, | | Kollath-Frühstück mit Frucht- | |
| passiert | 32 | saft, angewärmte Milch | |
| Brühkartoffeln, mit der | | nehmen | 60 |
| Gabel zerquetscht | 130 | | |
| Apfelbrei | 155 | | |
| 4. *Tag* | | | |
| Haferschleimsuppe | 26 | 1/2 Tasse angewärmte Sauer- | |
| Heidelbeer-Milchreis | 77 | milch oder Bioghurt mit 1 EL | |
| | | Donath-Sanddorn-Vollfrucht, | |
| | | 2 Scheiben Weizenknäcke | |
| 5. *Tag* | | | |
| Gemüsebrühe, neuzeitlich, | | Eischnee-Reis mit | |
| mit Haferschleim gedickt | 37 | Früchten | 165 |
| Quark-Kartoffelbrei | 98 | 1 kleines Glas Apfelsaft | |
| Zwetschgenkompott | 161 | | |
| 6. *Tag* | | | |
| Cocktail ›Rote Beete‹ | 11 | Buchweizengrütze | 62 oder 63 |
| Fischfilet (Rotbarsch), | | 1 kleines Glas Apfelsaft | |
| ohne Fett gedämpft | 122 | | |
| Tomaten, gedünstet | 146 | | |
| Kartoffelschnee | 127 | | |

| *Mittagessen:* | Rezept Nr. | *Abendessen:* | Rezept Nr. |
|---|---|---|---|
| *7. Tag* | | | |
| Möhren-Cocktail | 10 | Reissalat | 84 |
| Kalbsschnitzel, gegrillt | 106 | Kräuterquark | 92 |
| oder in der Tüte | 120 | 1 Scheibe Grahambrot oder | |
| Spinat, gedämpft | 143 | 2 Scheiben Weizenknäcke | |
| Brühkartoffeln | 130 | | |

**Ferner können in der Aufbaudiät Stufe II alle nachstehend aufgeführten Gerichte gegeben werden:**

*Diät-Cocktails* Nr. 15, 16, 17, 18, 22, 24, 25
*Milch* (jeweils nur die Hälfte der in folgenden Rezepten vorgeschriebenen Mengen): Nr. 206, 208, 209, 212, 214, 219, 221, 223, 225, 227
*Mandelmilch* Nr. 228, 229, 230
*Quark* Nr. 85, 87, 88, 89, 90, 91, 92, 97
*Suppen*
(Nr. 30/32 püriert) Nr. 27, 28, 30, 31, 32, 34, 36, 37
*Breie* (sehr weichgekocht, durch etwas mehr Flüssigkeitszusatz, als im Rezept genannt): Nr. 64 (durch ein Sieb gerührt), 75, 76, 77
*Kartoffeln* Nr. 98, 127, 128, 130
*Gemüse* Nr. 142 (püriert), 143, 144, 146
*Salate* Nr. 195
*Kompotte, angewärmt* Nr. 155, 156, 158, 159
*Fleisch, Fisch, Geflügel* (falls vom Arzt erlaubt):
Nr. 106, 108, 110, 112, 114, 120, 124.

# Diätplan bei Gallensteinen

| | |
|---|---|
| **Fasten** | 24 bis 48 Stunden bei Kolikanfällen, mit ungesüßtem Pfefferminztee. |
| **Alkoholverbot** | Siehe Diät bei akuter Gallenblasenentzündung Seite 59. |
| **Aufbaukost** | Haferschleim gewürzt mit Tomatenmark (kein Ketchup!) oder Haferschleim mit Karottenpreßsaft, ebenso Leinsamenschleim mit frischen Preßsäften von Tomaten, Karotten, Fruchtsäfte mit Leinsamenschleim, Zwieback, Knäcke. Siehe Rezepte Nr. 9 bis Nr. 14. |
| **Schonkost für längere Zeiträume** | Sparsamster Fettverbrauch. Meiden tierischer Schlachtfette und Fleisch gemästeter Tiere, keine eiskalten Speisen und Getränke, keine alkoholischen Getränke. |
| **Getränke** | Kräutertees, Pfefferminztee, Kamillentee, schwarzer Tee, auch Schwarztee und Pfefferminztee gemischt, Malzkaffee, Fruchtsäfte, kohlensäurefreie Mineralwasser, gemischt mit Vitamin-C-reichen Säften, wie Sanddorn, schwarze Johannisbeere. |
| **Milch** <br> **½ l täglich** <br> *(zimmerwarm)* | Überwiegend als Sauermilch, Buttermilch, Joghurt, Bioghurt, schluckweise (also nicht hastig) trinken, vorteilhaft mit Fruchtsäften, mit Weizenkeimen oder Leinsamen gemischt. <br> Süße Milch am bekömmlichsten in Suppen, lockeren Puddings (nur mit Fruchtzucker gesüßt), im Quark und in anderen Speisen. |
| **Fett** | Nach Maßgabe des Arztes 40 bis 50 g, verteilt auf 20 g frische, unerhitzte Butter und 30 g Kaltpreßöl, wie Sonnenblumenöl, Leinöl, Ge- |

treidekeimöl. Starkes und langes Erhitzen des Fettes ist unter allen Umständen zu meiden.
Sahne höchstens in geringen Mengen und nicht geschlagen!
Keine tierischen Schlachtfette, insbesondere kein Schweineschmalz, Gänseschmalz, Entenschmalz, keine Wurst (enthält bis zu 70% schwerverdauliches Fett), kein Mohn (Mohnkuchen), keine Fettcremes in Torten, Pralinen usw. Keine Mayonnaisen, auch nicht mit Mondamin gestreckte.

**Eier**

Das tägliche Frühstücksei ist von Übel. Besser nur einen über den anderen Tag ein Ei, in Speisen verarbeitet (zu Suppen, Mehlspeisen, Aufläufen als Bindemittel).
Kurweise nur im Benehmen mit dem Arzt!

**Getreide- und Mehlspeisen**

Schrot und Flocken zu Müsli, zum Kollath-Frühstück, Buchweizen, Hirse, Reis, Hafer zu Breien und als Suppeneinlage, zu Aufläufen, Flocken zur Sauermilch usw.

**Gebäck**

Grahambrot, Knäckebrot, Röstbrot, Vollkornzwieback; Weißbrot und Brötchen möglichst meiden, Brot nicht frisch, sondern gut abgelagert. Vollkornbrote von besonderer Bekömmlichkeit sind die Steinmetz-Brote und die Simonsbrote, das ABK-Gold (Achimer Simonsbrot-Fabrik).

**Obst**

Rohe passierte Himbeeren, Heidelbeeren, Erdbeeren, gut ausgereifte Bananen, Apfelsinen, Mandarinen, Äpfel: gerieben, als Bratäpfel, als Kompott.
Feigen und Rosinen werden häufig schlecht vertragen.

**Obstsäfte**

Die Vitamin-C-reichen von schwarzen Johannisbeeren und Sanddorn-Vollfrucht zu Milchmixgetränken, ins Müsli, an Quarkspeisen, zum Trinken naturell oder mit etwas Linusitschleim verdünnt. Die krampfstillende, beruhigende und darmreinigende Wirkung von Heidelbeeren kommt in Donath-Heidelbeer-Vollfrucht besonders zur Wirkung.

**Gemüse**

In Form *frischer Preßsäfte* von Rettich, Löwenzahn, Tomaten, Möhren;
*roh, fein gerieben* mit fettarmen Soßen, auch Sauerkraut, roh, fein zerschnitten, da die Kohlarten roh nicht blähen;
*gedämpft und gedünstet* ohne Mehlzugabe in fettarmen Zubereitungen (die Butter, Vitaquell oder Sonnenblumen-Kaltpreßöl erst am Schluß zugesetzt);
*geeignete Gemüsearten:* Karotten, Möhren, rote Rüben, Artischocken, Blumenkohl, Spargel, grüne Bohnen, junge grüne Erbsen, Lauch, Tomaten.

**Salate**

von Endivien, Chicorée, Feldsalat, Kopfsalat, Löwenzahn, Tomaten, Gartenkresse (zunächst in kleinen Mengen, allmählich steigern).

**Kartoffeln**

in der Schale, als Salzkartoffeln (im Dampf gegart), als Kartoffelschnee und Kartoffelbrei, in Suppen.

*Keine* Bratkartoffeln, keine Pommes frites oder Pommes chips oder Strohkartoffeln, kein Kartoffelsalat, auch nicht als sogenannter Russischer oder Italienischer Salat.

**Käse**

Quark, Schichtkäse, Rahmkäse, Gervais, Brie, Camembert.

**Fleisch gekocht, gegrillt** *(ohne Fett)*

Mageres Rind- und Kalbfleisch, Wild (Hase, Reh), Geflügel als mageres Huhn, Hähnchen ohne Haut. Kein Mastfleisch, kein Masthuhn, keine Mastente, kein Puter.

| | |
|---|---|
| | Keine cholesterinreichen Teile, wie Leber, Nieren, Hirn. |
| **Fisch gekocht, gegrillt** | Fluß- und Seefische, mager, zart, wie Forelle, Heilbutt, Rotbarsch, Kabeljau, Schellfisch usw., grüner Hering. |
| **Kaffee** | Nur leichter Aufguß, auch bei koffeinfreien Sorten, vielfach bekömmlich der nach besonderem Verfahren gewonnene koffeinhaltige Idee- oder Kafrosta-geröstete Bohnenkaffee. |
| **Süßigkeiten** | Pralinen, Schokolade, Marzipan können zu starken Unverträglichkeitserscheinungen führen, daher besser meiden. |
| **Gewürze** | Bevorzugung der frischen Gartenkräuter, wie Schnittlauch, Petersilie, Estragon, Dill usw. (siehe Würzfahrplan, Seite 29); ferner Bierhefe-Extrakt und -Flocken (Typ Cenovis), Tomatenmark, Zitrone, Vanille, Zimt. *Keine scharfen Gewürze,* wie Senf, Pfeffer, Curry, Essigessenz. |

## *Wochen-Speisezettel bei Gallensteinen*

Hierfür eignet sich zu vorübergehendem Einsatz ein *Speisezettel auf lakto-vegetabiler Grundlage,* d. h. mit dem Schwergewicht auf Milchprodukten und pflanzlicher Kost, vor allem Frisch- und Rohkost (siehe ›Speisezettel nach Gallenblasenoperation‹, Seite 69). Ferner kann die Speisenfolge zur Leberschonkost bei subchronischen Zuständen, Seite 71, als Richtschnur gelten.

# Diätplan nach Gallenblasenoperation

| | |
|---|---|
| **Prinzip** | *Fettarme Kost* unter *Bevorzugung einer laktovegetabilen Ernährung,* höchstens etwas mageres Fleisch, im übrigen Deckung des Eiweißbedarfs durch Milcheiweiß und kleine Mengen Soja (siehe auch 1. Abschnitt des Diätplans zur Leberschonkost, Seite 71). |
| **Fett** | Keine tierischen Schlachtfette, kein fettes Fleisch, keine Wurst, kein fetter Fisch (Räucherfisch, Bückling, Aal usw.). Keine fetten Soßen und Mayonnaisen.<br>*Tagesfettmenge:* 20 g frische Butter oder Vitaquell-Vollwert-Fettnahrung, 30 g Sonnenblumen-Kaltpreßöl (Typ Vitaquell).<br>Kein starkes Erhitzen der Fette! |
| **Eier** | Weichgekocht oder in Speisen verarbeitet, 2 bis 3 Stück wöchentlich. |
| **Fleisch, Fisch, Geflügel** | Magere Fleischsorten von Kalb, Rind und Geflügel, magerer Fisch, gekocht und gegrillt. |
| **Getreide, Brot** | Vollkorngetreide als Kollath-Frühstück, Müsli, Reis (Naturreis und Avorio-Reis), Vollkornbrote (siehe Diättips, Seite 52). Dauernder Weißbrotgenuß verschlimmert die meist bestehende Verstopfung. |
| **Gemüse** | Gedämpft oder gedünstet. Am bekömmlichsten, wenn die erlaubte Fettmenge nach Beendigung des Garvorgangs ohne weiteres Erhitzen zugesetzt wird. |
| **Kartoffeln** | Siehe Seite 74, Diätplan zur Leberschonkost. |
| **Salate** | Siehe Seite 75, Diätplan zur Leberschonkost. |

| | |
|---|---|
| **Gemüsesäfte** | Der frische Preßsaft des schwarzen Rettichs regt die Darmfunktion gut an, ebenso der Preßsaft von Löwenzahn. Rettichsaft wird vor den Mahlzeiten genommen (1 Likörglas voll), Vermischung mit Linusitschleim verbessert die darmanregende Wirkung. |
| **Obstsäfte** | Wegen der reinigenden Wirkung auf den Darm ist Donath-Heidelbeer-Vollfrucht (dreimal täglich einen Eßlöffel) angezeigt, besonders bei Neigung zu Blähungsbeschwerden. Der Vitamin-C-reiche eingedickte Saft der Sanddornbeere (Sanddorn-Vollfrucht) wirkt durch seinen reichen Fruchtsäuregehalt anregend auf die meist darniederliegende Darmfunktion, sehr gut in Verbindung mit Bioghurt. Apfelsaft wirkt ebenfalls mild darmanregend. |
| **Obst** | Am besten zur Einleitung der Mahlzeit (siehe Seite 72, Diätplan zur Leberschonkost). |
| **Milch** <br> **$^1/_2$ l täglich** | Milch sollte nur in Form von Sauermilch, am wirksamsten als Buttermilch und Bioghurt (siehe Seite 39) getrunken werden, um die Gesundung der meist degenerierten Darmbakterienflora (natürliche Keimbesiedlung des Darms) zu sichern und so indirekt auf die Gallenwege und die Leber günstig einzuwirken. |
| **Quark** | in den verschiedensten Zubereitungen sollte täglich auf den Tisch kommen. Siehe Rezeptteil Nr. 85 bis Nr. 100. |
| **Süßigkeiten** | Pralinen, Schokolade, Marzipan werden besser gemieden, da sie Störungen auslösen können. |
| **Kaffee** | Siehe Diätplan bei Gallensteinen Seite 66. |
| **Gewürze** | Siehe Würzfahrplan, Seite 35, ›Verbotene Gewürze‹. |

## *Wochen-Speisezettel nach Gallenblasenoperation (auch der Steinblase)*

*1. und 2. Frühstück*

Siehe Speisezettel zur Leberschonkost bei subchronischen Zuständen, Seite 71.

| *Mittagessen:* | Rezept Nr. | *Abendessen:* | Rezept Nr. |
|---|---|---|---|
| *1. Tag* | | | |
| Quark-Cocktail ›Fromme Helene‹ (mit Rettichsaft) | 21 | Kraftkornmüsli | 48 |
| Banane gegrillt mit Sanddorn-Vollfrucht | 149 | Grüner Salat in Kräutertunke | 195 |
| Lauchgemüse | 140 | Kräuterquark | 92 |
| Curryreis mit Ananas-Soße | 79/47 | Vollkornbrot mit 10 g Butter oder Vitaquell-Vollwert-Fettnahrung | |
| Grüner Salat | 195/196 | Kräutertee | 1–5 |
| *2. Tag* | | | |
| Gelbe-Rüben-Frischkost | 182 | Kraftkorn-Quark-Müsli | 51 |
| Haferflocken-Tomatensuppe | 30 | Kopf- oder Endiviensalat mit Tomaten | 195/188 |
| Mazedonischer Gemüse-Eintopf | 123 | 1 weichgekochtes Ei | 101 |
| Chicorée oder Endiviensalat | 191/192 | Vollkornbrot mit 10 g Vitaquell-Cenovis-Aufstrich | 204 |
| Sanddorn-Quark-Pudding | 85 | Kräutertee | 1–5 |
| *3. Tag* | | | |
| Tomaten-Quark-Cocktail | 16 | Kollath-Frühstück | 54 |
| Blumenkohl-Frischkost mit Kresse oder grünem Salat umlegt | 187 | Rettichquark | 93 |
| Grüne Bohnen und Tomaten, gedämpft | 139 | Vollkornbrot mit 10 g Butter oder Vitaquell-Vollwert-Fettnahrung | |
| Brühkartoffeln | 130 | Kräutertee | 1–5 |
| Toast mit Feigen und Datteln | 150 | | |

| *Mittagessen:* | Rezept Nr. | *Abendessen:* | Rezept Nr. |
|---|---|---|---|
| *4. Tag* | | | |
| Sanddorn-Quark | | 1 Flasche Bioghurt | |
| mit Siesa-Elf bestreut | 90 | Risotto | 74 |
| Kartoffelsuppe | 34 | Tomaten, gefüllt mit | |
| Tomaten auf Reis | 81 | Sellerie | 203 |
| Salat der Jahreszeit | 195 | Röstbrot mit Datteln | |
| Schwarzer | | und Feigen | 150 |
| Johannisbeersüßmost | | Kräutertee | 1–5 |
| *5. Tag* | | | |
| Bioghurt mit Donath- | | Quark-Sanddorn- | |
| Sanddorn-Vollfrucht | 219 | Früchtespeise | 86 |
| Salatteller: Sellerie, rohes | | Chicoréesalat mit Tomaten | |
| Sauerkraut, Kresse | 186/196 | oder Paprikaschoten | 192/II |
| Weizenkeimnudeln | | 1 Ei im roten Rock | 105 |
| mit Tomatensoße | 73/44 | Vollkornbrot mit 10 g Butter | |
| Grüner Salat der Jahreszeit | 195 | oder Vitaquell-Vollwert- | |
| Grießpudding | 166 | Fettnahrung | |
| | | Kräutertee | 1–5 |
| *6. Tag* | | | |
| Kraftkorn-Apfel-Müsli | 48 | Bioghurt mit Rettich- oder | |
| Spinat, gedämpft | 143 | Karottensaft | 225/226 |
| Kartoffelschnee | 127 | Nudeln mit 10 g frischer, | |
| 1 weichgekochtes Ei | 101 | zerlassener Butter | 73 |
| Sanddorn-Quark | 90 | Kressesalat mit Tomaten | 196 |
| | | 1 Glas Donath-Apfelauslese, | |
| | | nach Wunsch mit kohlensäure- | |
| | | freiem Brunnen vermischt | |
| *7. Tag* | | | |
| Tomatensalat | 188 | 1/2 Grapefruit mit Fruchtzucker | |
| Artischocken | 133 | bestreut | |
| Kartoffelbrei | 129 | Reissalat | 82/83 |
| Kopfsalat | 195 | Kopfsalat | 195 |
| Banane gegrillt auf Quarkreis | | 1/2 Gervais mit Kümmel | |
| m. Heidelbeer-Vollfrucht | 97 | Knäcke- oder Vollkornbrot | |
| | | Kräutertee | 1–5 |

Dieser Speisezettel kann ergänzt werden durch den Speisezettel zur Leberschonkost bei subchronischen Zuständen, Seite 76 ff.

# Diätplan zur Leberschonkost bei subchronischen Zuständen

*(Nach Abklingen der entzündlichen Erscheinungen, aber bei nicht völlig wiederhergestellter Funktionstüchtigkeit der Leber)*

**Kennzeichen** Fett- und cholesterinarme Ernährung.

**Fette** Alle tierischen Fette enthalten Cholesterin (ein Lipoid, fettartige Substanz), das sich auch im Körper zu bilden vermag. Cholesterin ist ein Hauptbestandteil der Gallensteine! Reichlich Cholesterin ist auch im fetten Fleisch, in der Wurst, im Schinken und im Eigelb enthalten. Die Butter enthält weniger Cholesterin als die anderen tierischen Fette. Pflanzenöle und Pflanzenfette sind cholesterinfrei.

Im allgemeinen ist täglich *nicht mehr als 20 g Streichfett* in Form von frischer Butter oder Vitaquell-Vollwert-Fettnahrung und *zur Zubereitung der Speisen bis zu 30 g Sonnenblumen-Kaltpreßöl gestattet.* (Steigerung dieser Mengen nur nach ärztlicher Anweisung.)

Keine Sahne, keine Mayonnaisen, keine tierischen Schlachtfette.

**Getränke** Kräutertees, Mischungen wie Kamillen-Pfefferminztee, Apfelschalen-Hagebuttentee, Schwarztee-Pfefferminztee, Kakao (halb Wasser, halb Milch).

*Keine* alkoholischen Getränke, kein Magenbitter, kein Wermutwein und dergleichen, kein Bier, kein Weißwein. Mit Erlaubnis des Arztes etwas angewärmter Rotwein.

*Keine eisgekühlten* Getränke!

**Fruchtsäfte** Anfänglich nur in kleinen Mengen, am bekömmlichsten gemischt mit Leinsamenschleim (Heil- und Speiseleinsaat Linusit): 2 Teile angewärmten Schleim mit 1 Teil Fruchtsaft mischen. Sehr gut auch löffelweise verträglich ist Donath-Heidelbeer-Vollfrucht, besonders bei Neigung zu Blähungsbeschwerden. Vorsicht ist geboten bei Apfelsinen- und Zitronensaft, die zuweilen schlecht vertragen werden.

**Gemüsesäfte**

werden meist gut vertragen: Gelbe-Rüben-Saft (Möhren), Tomatensaft, Schwarzer-Rettich-Saft, Rote-Rüben-Saft. Sie können naturell getrunken werden, oder $^1/_3$ mit Leinsamenschleim gemischt oder in den Quark oder die Sauermilch eingerührt werden.

**Milch $^1/_2$ l täglich**

Am bekömmlichsten in gesäuerter Form als Sauermilch, Bioghurt und Joghurt sowie Buttermilch. Süße Milch nur zum Kochen von Suppen, Breien und lockeren Puddings. Die Sauermilcharten sind vorteilhaft auch in Verbindung mit frischen Erdbeeren und mit gut ausgereiften Bananen als Milch-Erdbeer- und Milch-Bananen-Diät nach Gelbsucht.

Von den Vitamin-C-reichen Fruchtsäften eignet sich besonders Donath-Sanddorn-Vollfrucht zur Zubereitung von Milchmixgetränken. Donath-Sanddorn-Vollfrucht gibt es auch ungesüßt für Diabetiker, man kann dann mit Rademanns Fruchtzucker süßen.

*Keine Getränke aus dem Eisschrank*, oder vor dem Genuß anwärmen!

**Suppen**

Mit Haferflocken, Grieß, Reis, Hirse, Buchweizen auf Grundlage von Gemüsebrühe oder halb Wasser, halb Milch. Nicht ausschließlich süße Suppen geben, vielmehr würzen mit Tomatenmark, Cenovis-Bierhefe-Extrakt, frischen Gartenkräutern, wie Kerbelkraut, Petersilie, Schnittlauch usw. (Siehe Würzfahrplan, Seite 29.)

**Obst**

*Am besten zur Einleitung der Mahlzeit:* Apfel,

fein gerieben, frische passierte Erdbeeren, Heidelbeeren, Himbeeren, gut ausgereifte Bananen, Apfelsinen, Mandarinen.

**Früchtequark** Auch zusammen mit Quark (siehe Rezepte Seite 113) ist das rohe Obst gut bekömmlich.

Dörrobst, über Nacht eingeweicht und durchgestrichen oder im Multimix püriert, regt besonders die Darmtätigkeit an. Siehe auch Rezept Nr. 150 (Röstbrot mit Feigen und Datteln).

**Kompott** Birnen, Aprikosen, Pfirsiche als Kompott, ebenso Äpfel.

*Kein rohes Steinobst:* Kirschen, Pflaumen, Zwetschgen, Mirabellen.

**Brot** Nicht ausschließlich Weißbrot. Gut abgelagerte Vollkornbrote bevorzugen, wie Dr.-Bircher-Brot, Steinmetz-Graham-Brot, Kneipp-Kraftbrot, ABK-Gold (auch ohne Kochsalzzusatz), Weizenkeimbrot, Knäckebrot, Steinmetz-Zwieback, Wärland-Zwieback.

**Mehlspeisen** Makkaroni, Nudeln, Spaghetti gekocht mit wenig Fett oder mit fettarmer Soße. Keine stark überkrusteten Aufläufe aus Teigwaren.

**Vollgetreidespeisen** Müsli aus Weizenschrot, aus Reisflocken (Dr. Ritters Reisdiät auf Naturreisgrundlage), Kollath-Frühstück (Weizenflocken) und Gerichte aus Naturreis und Avorio-Reis sind solchen aus geschältem weißem Reis vorzuziehen.

**Kollath-Frühstück** Besonders gut bekömmlich in Verbindung mit Hafer- oder Weizenflocken als Müsli oder als Kollath-Frühstück zubereitet.

**Kuchen** Nur gelegentlich als fettarmer Hefekuchen in Art des Rosinenbrotes, auch einfacher fettarmer Honigkuchen, mit Fruchtzucker.

*Keine Konditoreiwaren* (Torten, Blätterteig, Schmalzgebackenes usw.).

**Keks** Batscheider Haferkeks und Batscheider Leinsamenkeks, beide ungesüßt, fettarm, mit wenig Meersalzzusatz, beide Sorten ohne Ei. Batscheider Ingwerkeks, gesüßt. Steinmetz-Vollweizenkeks. Bahlsen Hannopan-Mürbkeks mit Weizenschrot und Weizenkeimen, gesalzen, ungesüßt, Bahlsen Rösta, ein Vollkornerzeugnis, ungesüßt.

**Eier** Im Einvernehmen mit dem Arzt einen über den anderen Tag ein Ei, möglichst in einer Speise roh verarbeitet, also nicht hartgekocht! Besser in eine Suppe einquirlen oder als weichgekochtes Ei mit etwas Brot essen.

**Käse** Quark in verschiedenen Zubereitungen (siehe Rezeptteil). Frischrahmkäse (Typ Gervais), Brie, Camembert.
*Keine* scharf gewürzten und harten Käse, wie Chester, Limburger, Kräuter-Reibkäse, Emmentaler usw.

**Gemüse** Gedämpft oder gedünstet. Am bekömmlichsten, wenn die erlaubte Fett- oder Ölmenge erst nach dem Garvorgang ohne weiteres Erhitzen zugefügt wird.
Artischocken, Blumenkohl, gelbe Rüben, junge grüne Erbsen, zarte grüne Bohnen ohne Kerne, Spinat, Sellerie, Spargel, Lauch, Fenchelgemüse.

**Sauerkraut, roh!** *Keine blähenden Krautarten,* wie Weißkohl, Wirsingkohl, *keine* Schwarzwurzeln (blähend!). Sauerkraut roh und Weißkohlsaft roh blähen dagegen nicht!
*Keine Mehlschwitzen!*

**Kartoffeln** Als Kartoffel in der Schale, wenn mehlige Sorten zur Verfügung stehen, als Salzkartoffeln, als Kartoffelschnee und als Kartoffelbrei fettarm zubereitet, als Kartoffelsuppe.

*Kein* Kartoffelsalat, keine Bratkartoffeln, keine Pommes frites, keine Strohkartoffeln, keine Kartoffelchips usw.

**Salate** Von Kopf- und Feldsalat, Endivien, Chicorée, Kresse, auch Brunnenkresse (in kleinen Mengen), Tomaten, geriebene gelbe Rüben, Rettich, besonders schwarzer Rettich, Sellerie, Blumenkohl, alles in fettarmer Soße mit Joghurt, Bioghurt oder wenig Sonnenblumen-Kaltpreßöl: Zum Säuern sind sowohl Zitrone als auch echter Weinessig erlaubt.

**Fleisch** Am Anfang kein Fleisch! Keine Fleischkonserven. Kein geräuchertes und gepökeltes Fleisch (Rippchen, Eisbein, Schinken). Keinerlei Wurstwaren. Kein Speck. Zu meiden sind auch die cholesterinreichen Innereien (Herz, Leber, Nieren, Bries, Hirn und Lunge).
Im Einvernehmen mit dem Arzt allmählich Zulagen von magerem Kalb- und Rindfleisch, Wild, Geflügel, gekocht und gegrillt, nicht mehr als 100 g am Tag, in der Woche nicht mehr als 300 bis 400 g.
Statt 100 g Fleisch können 150 g magerer Fisch gegeben werden.

**Fisch** Magerer See- und Flußfisch, wie Heilbutt, frischer Hering, Kabeljau, Rotzunge, Schellfisch, Zander, Forelle, Blaufelchen oder Bodenseefelchen usw. Nicht mehr als 150 g zu einer Mahlzeit in fettarmer Zubereitung gekocht oder gegrillt.
*Keine* Fischkonserven, keine geräucherten und marinierten Fische, keine fetten Fische, wie Sprotten, Bückling, Aal.

**Geflügel** Mageres Huhn und Hähnchen (ohne Haut), Rebhuhn, gekocht oder gegrillt.

*Keine* Ente, keine Gänse, kein Truthahn, keinerlei Mastgeflügel. Überhaupt übe man Zurückhaltung mit dem Genuß von Geflügel aus der Massenaufzucht von Geflügelfarmen und aus Übersee.

**Gewürze** Siehe Würzfahrplan, Seite 29.
*Kein* Senf, *keine* Gurken, *kein* Mohn. Zwiebel und Knoblauch sind in der Bekömmlichkeit individuell verschieden.

**Kochsalz** Bei allen entzündlichen Zuständen ist der Kochsalzgebrauch weitgehend einzuschränken. Kochsalzreiche Käsesorten sind ebenfalls zu vermeiden. Quark hat keinen Kochsalzzusatz, und Gervais gibt es ungesalzen. Cenovis-Bierhefe-Flocken, Cenovis-Bierhefe-Extrakt ungesalzen geben auch ungesalzenen Speisen ein würziges Aroma. Salattunken lassen sich durch ein paar Tropfen Donath-Friate, einen Apfeldicksaft mit einem Zusatz von Gärungsmilchsäure, aromatischer gestalten. Bei völligem Kochsalzverbot ist auch der Gebrauch von Kräutersalz, Selleriesalz und Meersalz nicht erlaubt, weil sie zu einem hohen Prozentsatz aus Kochsalz bestehen. Man mache aber reichlich Gebrauch von allen anderen Gewürzen.

## *Wochen-Speisezettel zur Leberschonkost bei subchronischen Zuständen*

### 1. *Frühstück*

Als Getränk täglich Pfefferminz- oder Kamillen-Pfefferminztee oder Pfefferminztee mit Schwarztee gemischt, Apfelschalen- oder Hagebuttentee, mit Fruchtzucker gesüßt, oder leichter Aufguß von Idee-Bohnenkaffee.

Dazu gibt es folgende Möglichkeiten, je nach Appetit und Gewohnheit:

| | 1. *Frühstück:* | Rezept Nr. | 2. *Frühstück:* | Rezept Nr. |
|---|---|---|---|---|
| *1. Tag* | Kollath-Frühstück mit Quark | 58 | 1 Flasche Bioghurt (im Wasserbad angewärmt) mit 1 EL Donath-Sanddorn-Vollfrucht | 219 |
| | Dazu 1 bis 2 Scheiben Knäckebrot oder Tost oder gut abgelagertes Grahambrot, Honig oder Gelee, 10 g Butter oder Vitaquell-Vollwert-Fettnahrung. | | und 2 Scheiben Knäckebrot | |
| *2. Tag* | Linusit-Quark-Müsli (Schnellgericht) | 61 | 1 Scheibe Graham- oder Vollkornbrot mit einem Tellerchen angemachten Quark, siehe Quarkrezepte | 85—100 |
| | Dazu wie am 1. Tag | | | |
| *3. Tag* | 1 Tellerchen Sanddorn-Quark | 90 | 1 Flasche Bioghurt (im Wasserbad angewärmt) mit 1 EL Linusit und 1 EL Donath-Sanddorn-Vollfrucht verrührt | |
| | Dazu wie am 1. Tag | | | |
| *4. Tag* | Linusit-Hafer-Milchsuppe | 32 | 1 Flasche Bioghurt (im Wasserbad angewärmt) mit 2 EL Donath-Vollfrucht verrührt | 215 |
| | Dazu wie am 1. Tag | | | |
| *5. Tag* | 1 kleines Glas Tomatensaft | | 1 Teller Linusit-Hafersuppe mit Milch | 32 |
| | Dazu wie am 1. Tag | | | |
| *6. Tag* | 1 bis 2 Tassen Linusit-Honigmilch | 8 | 1 Tasse warme Linusit-Bouillon, mit einem frischen Eigelb verquirlt | 7 |
| | Dazu wie am 1. Tag | | | |

| *1. Frühstück:* | Rezept Nr. | *2. Frühstück:* | Rezept Nr. |
|---|---|---|---|
| *7. Tag* | | | |
| Quark-Cocktail ›Fromme Helene‹ (Zusatz von Rettichsaft) | 21 | Kollath-Frühstück | 54–60 |
| Dazu wie am 1. Tag | | | |

*Nachmittags*

1 oder 2 Tassen Kräutertee (Rezepte Nr. 1 bis Nr. 5) oder Milchkakao oder leichter Aufguß von Bohnenkaffee (Idee-Kaffee mit reichlich warmer Milch gemischt), oder Bioghurt oder 1/4 l Sauermilch mit Fruchtsäften, oder Fruchtsaft mit Schleim verdünnt. Knäcke oder Zwieback, fettarme Keks (Steinmetz-Vollweizenkeks, Batscheider Ingwerkeks, Batscheider Leinsamenkeks) nach Wunsch mit Honig.

| *Mittagessen:* | Rezept Nr. | *Abendessen:* | Rezept Nr. |
|---|---|---|---|
| *1. Tag* | | | |
| Apfel-Bioghurt | 211 | Kraftkornmüsli | 48 |
| Reis-Gemüse-Suppe mit Eigelb gebunden | 38 | Grüner Salat in Kräutertunke | 195 |
| Spinat, gedämpft | 143 | Kräuterquark | 92 |
| Kartoffelbrei mit Milch | 128 | Vollkornbrot mit 10 g Butter oder Vitaquell-Vollwert-Fettnahrung | |
| Kopf- oder Endiviensalat | 191/195 | Kräutertee | 1–5 |
| *2. Tag* | | | |
| Bananenhälften mit Heidelbeerquark | 87 | Kraftkorn-Quark-Müsli | 51 |
| Grüne Bohnen, gedämpft | 138 | Kopf- oder Endiviensalat mit Tomaten | 195/188 |
| Bouillonkartoffeln | 130 | 1 weichgekochtes Ei | 101 |
| Kalbsschnitzel (100 g), gegrillt | 106 | Vollkornbrot mit 10 g Vitaquell-Cenovis-Aufstrich | 204 |
| Aprikosen- oder Dörrobstkompott | 156/157 | Kräutertee | 1–5 |

| *Mittagessen:* | Rezept Nr. | *Abendessen:* | Rezept Nr. |
|---|---|---|---|
| *3. Tag* | | | |
| Gelbe-Rüben-Frischkost | 182 | Kollath-Frühstück | 54 |
| Haferflocken-Tomaten-suppe | 30 | Rettichquark | 93 |
| Lauchgemüse | 140 | Vollkornbrot mit 10 g Butter oder Vitaquell-Vollwert-Fettnahrung | |
| Schal- oder Salzkartoffeln | | Kräutertee | 1–5 |
| Kopf- oder Feldsalat | 194/195 | | |
| Sanddorn-Quarkpudding | 85 | | |
| *4. Tag* | | | |
| Tomatensalat | 188 | 1 Flasche Bioghurt | |
| Fenchelgemüse, gedämpft | 136 | Risotto | 74 |
| Kartoffelbrei | 129 | Tomaten, gefüllt mit Sellerie | 203 |
| Apfelmus auf Sanddorn-Quark | 155 | Röstbrot mit Datteln und Feigen | 150 |
| | | Kräutertee | 1–5 |
| *5. Tag* | | | |
| Sellerie-Frischkost | 186 | Quark-Sanddorn-Früchtespeise | 86 |
| Blumenkohlreis mit Fisch gedünstet | 118 | Chicoréesalat mit Tomaten oder Paprikaschoten | 192/II |
| Endivien- oder Feldsalat | 191/194 | 1 Ei im roten Rock | 105 |
| Bioghurt mit Heidelbeer-Vollfrucht | 215 | Vollkornbrot mit 10 g Butter | |
| | | Kräutertee | 1–5 |
| *6. Tag* | | | |
| Beeren-Müsli | 49 | Bioghurt mit Rettich- oder Karottensaft | 225/226 |
| Grüne Bohnen und Tomaten, gedünstet | 139 | Nudeln mit 10 g frischer zerlassener Butter | 73 |
| Semmelklöße | 71 | Kressesalat mit Tomaten oder anderer grüner Salat | 196 |
| Tomatensoße | 44 | 1 Glas Donath-Apfelauslese, nach Wunsch mit kohlensäurefreiem Brunnen vermischt | |
| Kopf- oder Endiviensalat | 191/195 | | |

| *Mittagessen:* | Rezept Nr. | *Abendessen:* | Rezept Nr. |
|---|---|---|---|
| *7. Tag* | | | |
| Blumenkohl-Frischkost | 187 | 1/2 Grapefruit mit Fruchtzucker bestreut | |
| mit Kresse oder Feldsalat umlegt | 194/196 | Reissalat | 82/83 |
| Grießsuppe mit 1/2 Eigelb | | Kopfsalat | 195 |
| gebunden | 29 | 1/2 Gervais mit Kümmel | |
| Kalbsroulade mit Kräutern, | | Knäcke- oder Vollkornbrot | |
| gegrillt (100 g) | 107 | (keine Butter) | |
| Kartoffelbrei | 129 | Kräutertee | 1–5 |
| Chicorée mit Tomaten | 192/II | | |
| Quark-Sanddorn-Früchtespeise | 86 | | |

**Für die Leberschonkost bei subchronischen Zuständen werden weiterhin nachstehende Rezepte besonders empfohlen:**
Es folgt jetzt allmählich eine Verminderung der Schleimsuppen, der pürierten Suppen und Gemüse, und es sollten im Sinne einer Regulationskost, welche den Organismus übt und kräftigt, die festeren Speisen in den Vordergrund treten:
Müsli, Kollath-Frühstück, Salate, Kartoffeln und Gemüse, immer zusätzlich Milch und Quark als untentbehrliche Vitamin- und Eiweißspender. Praktisch sind alle verzeichneten Rezepte erlaubt.

## Diätplan bei chronischen Leberleiden

*(Leberzirrhose, Narbenleber u. a.)*

**Schonkost für mindestens ein Jahr** Sparsamster Fettverbrauch, reichliche Eiweißzufuhr unter Bevorzugung von Milcheiweiß, ausreichende Zufuhr an Kohlehydraten.

**Getränke** Pfefferminztee, Fenchel, Wermuttee, schwarzer Tee in schwachem Aufguß, Mate, Malzkaffee, Milchkakao, Fruchtsäfte, alle Getränke zimmerwarm. Bohnenkaffee als schwacher Aufguß mit reichlich Milch. Vielfach gut verträglich der nach Spezialverfahren behandelte koffeinhaltige Idee- oder Kafrosta-gerösteter Bohnenkaffee.

**Alkoholverbot** Jede Art von Alkohol schädigt die Leber; dazu gehören auch die gefährlichen Aperitifs und Cocktails, auch die Magen- und Kräuterliköre; kein Bier, kein Wein, kein Sekt.

**Milch, 1/2 l täglich** Am bekömmlichsten als Dickmilch, Bioghurt, Buttermilch, süße Milch nie in großen Mengen, besser nur in Puddings oder Kartoffelbrei usw. Fettarme Sauermilch und Bioghurt aus Magermilch sind besonders günstig.

**Quark täglich bis zu 300 g dringend erforderlich** Magerquark in verschiedenen Zubereitungen, aber auch Schichtkäse 10% Fett i. T. (in der Trockenmasse), Quark, gemischt mit Gervais, ferner Limburger, Magerkäse, Halbfettkäse.

**Fett** Maximal 40 bis 50 g täglich, davon als Streichfett 20 g frische, unerhitzte Butter oder Vitaquell-Vollwert-Fettnahrung, 20 g Pflanzenöl (Sonnenblumenöl kaltgepreßt, Leinöl, Maiskeimöl, Getreidekeimöl).
Fett und Öl sollen *nicht erhitzt* werden, sind also den gekochten oder gegrillten Speisen erst bei Tisch zuzufügen. *Keine* Schlachtfette, kein fettes Fleisch, keine Wurstwaren.

**Obst** Gut ausgereiftes, ungespritztes Obst als Einleitung der Hauptmahlzeiten: Äpfel, geraspelt oder gerieben, Pfirsiche, zerkleinert, ausgereifte Bananen, Apfelsinen, Mandarinen. Als Kompott mit Fruchtzucker gesüßt eignen sich Heidelbeeren, Erdbeeren. Als Zutaten zum Müsli oder zum Kollath-Frühstück über Nacht eingeweichte Rosinen, zerschnittene Feigen, Datteln (Förderung der Stuhltätigkeit). Diese Dörrfrüchte auch als Kompott, bei großer Empfindlichkeit im Mixer oder mit dem Wolf zerkleinert. Auch Dörrpflaumen erfüllen diesen Zweck, während frische Pflaumen unzuträglich sind. *Keine* Stachelbeeren, keine Johannisbeeren, kein rohes Steinobst (Kirschen, Pflaumen).

**Fruchtsäfte**

aller Art, unter Bevorzugung der Vitamin-C-reichen Säfte der Sanddornbeere (Sanddorn-Vollfrucht), der schwarzen Johannisbeere, mit Naturbrunnen, Linusitschleim oder Sauermilch, Buttermilch, Bioghurt gemischt. Von der krampfstillenden, blähungswidrigen Donath-Heidelbeer-Vollfrucht aus waldfrischen Heidelbeeren, mit Fruchtzucker gesüßt, etwa drei Eßlöffel täglich.

**Getreide und Mehlspeisen**

Getreideschrot und Weizen- oder Haferflocken zu Müsli, zum Kollath-Frühstück, zu Breien mit Milch. Ferner Buchweizen, Hirse, Reis, gekocht mit Gemüsebrei.
Teigwaren, am besten ohne Eier, wie Spaghetti, Keimdiätnudeln salzarm, Makkaroni.

**Gebäck**

Vollkornbrot (Simonsbrot, Steinmetzbrot, ABK-Gold der Achimer Simonsbrot-Fabrik), Weizenknäckebrot, Zwieback, Röstbrot, keinesfalls ausschließliche Weißbrotkost!
(Siehe Diättips, Seite 52.)
*Keine Konditoreiwaren.* Keine frischen Brötchen, kein frischgebackenes Brot!

**Kartoffeln**

Als Schalkartoffeln, Salzkartoffeln, zu Kartoffelschnee und Kartoffelbrei, Kartoffelsuppe.
*Kein* Kartoffelsalat, keine Bratkartoffeln oder Pommes frites usw.

**Gemüse**

Roh, fein gerieben in Sauermilch-, Buttermilch- oder Bioghurtsoße (fettarm), gedämpft, Butter oder Sonnenblumenöl erst am Schluß zugesetzt,

wie Spinat, Karotten, Möhren, grüne zarte Bohnen, Blumenkohl, Tomaten, Sellerie, Spargel, Lauch, Artischocken.
Frische Gemüsesäfte von Tomaten, Möhren, Rettich, besonders schwarzem Rettich, roten Rüben (Beete), vorteilhaft zu einem Drittel mit Hafer- oder Leinsamenschleim gemischt.

**Salate** Von Endivien, Chicorée, Feldsalat, Kopfsalat, Gartenkresse, Brunnenkresse.

**Eier** 2- bis 3mal wöchentlich 1 bis 2 Eier, weichgekocht oder mit Apfelsinensaft, Zitronensaft oder Sanddornsaft, roh geschlagen oder zum Binden von Soßen und Suppen nur das Eigelb verwenden. Frischeier verwenden!

**Fleisch, Fisch, gekocht oder gegrillt** Nicht täglich! Nicht mehr als 100 g zu einer Mahlzeit geben, mageres, notfalls püriertes Fleisch vom Kalb, Rind oder Huhn, alles sichtbare Fett abgeschnitten. Auch Flußfisch und ganz frischer Seefisch, gekocht oder gegrillt, Fettzugabe am Schluß, wenn überhaupt erforderlich (siehe fettarme Rezepte).
*Kein* Gepökeltes, kein Geräuchertes, keine Innereien, wie Herz, Leber, Hirn, keine Wurstwaren (sehr fett und kochsalzreich).

**Süßigkeiten** Honig, naturreine Marmeladen und Konfitüren. *Keine* Schokolade (wegen der Kakaobutter), keine Pralinen, kein Marzipan.

**Gewürze** Vorwiegend frische und getrocknete Gartenkräuter, wie Estragon, Dill, Basilikum, Zitronenmelisse, Petersilie, Schnittlauch, ferner Tomatenmark (kein Ketchup) und Cenovis-Vitamin-Bierhefe-Extrakt ungesalzen und -Flocken. Scharfe Gewürze, wie Curry, Pfeffer, Senf, Essigessenz, sind zu meiden.

**Kochsalz** Siehe ›Diätplan zur Leberschonkost bei subchronischen Zuständen‹ (Seite 71).

## *Wochen-Speisezettel bei chronischen Leberleiden*

1. *Frühstück*

Als Getränk täglich nach Belieben abwechslungsweise Pfefferminz-, Fenzel- und Wermuttee, schwacher Aufguß von schwarzem Tee, ferner Malzkaffee, Milchkakao, angewärmter Fruchtsaft. Dazu abwechslungsweise:

| | |
|---|---|
| 1. Quark-Schrot-Müsli | Rezept Nr. 51 |
| 2. Kollath-Frühstück mit Quark | Rezept Nr. 58 |
| 3. Linusit-Quark-Müsli | Rezept Nr. 61 |
| 4. Linusit-Hafer-Milchsuppe | Rezept Nr. 32 |
| 5. 1 Tellerchen Fruchtquark | Rezept Nr. 88—90 |

Als Ergänzung zu 1 bis 5: 1 Scheibe Vollkornbrot oder 2 Scheiben Weizenknäcke oder Vollkornzwieback mit 10 g frischer Butter oder Vitaquell-Vollwert-Fettnahrung.

2. *Frühstück*

Abwechslungsweise nach Appetit und Durchführungsmöglichkeit:

1. 1 Flasche Bioghurt, im Wasserbad angewärmt, mit 1 EL Donath-Sanddorn-Vollfrucht und 2 Scheiben Weizenknäcke.
2. 1 Tasse warme Linusit-Bouillon, Rezept Nr. 7, mit einem frischen Eigelb verquirlt.
3. Kollath-Frühstück (kann von Berufstätigen in der weithalsigen Thermosflasche mitgenommen werden), Rezepte Nr. 54 bis Nr. 60.
4. 1 Flasche Bioghurt oder $^1/_4$ l Sauermilch (im Wasserbad angewärmt), mit 2 EL Donath-Heidelbeer-Vollfrucht verrührt.
5. Quark-Cocktails, Rezepte Nr. 15 bis Nr. 18 und Nr. 21 bis Nr. 25.
6. 1 Teller Milchreis.

*Nachmittags*

Milchkakao oder Malzkaffee mit Milch, oder
Bioghurt oder Sauermilch mit Fruchtsaft (Sanddorn-Vollfrucht, Heidelbeer-Vollfrucht, schwarzer Johannisbeersüßmost),
1 Scheibe Röstbrot oder Knäcke, nach Belieben mit Honig.

| *Mittagessen:* | Rezept Nr. | *Abendessen:* | Rezept Nr. |
|---|---|---|---|
| 1. *Tag* | | | |
| Bioghurt oder Sauermilch angewärmt | | Rettichquark mit Tomatenscheiben umlegt | 93 |
| Gelbe Rüben gerieben, in fettarmer Quarksoße | 182/177 | Schalkartoffeln, mehlige Sorte | |
| Spinat gedämpft | 143 | Knäcke- oder Vollkornbrot, 10 g Butter oder Vitaquell-Vollwert-Fettnahrung | |
| Risotto mit Tomatensoße | 74/44 | | |
| Chicorée- oder Endiviensalat | 191/192 | | |
| Sanddorn-Quark | 90 | | |
| 2. *Tag* | | | |
| Quark-Cocktail ›Fromme Helene‹ | 21 | Quarkmüsli mit Bananen | 51 |
| Grüne Bohnen oder Artischocken gedämpft | 138/133 | Chicorée mit feinblättrig geschnittenen Tomaten | 192/II |
| Kartoffelbrei | 129 | Käsetatar mit Tomaten gefüllt | 202 |
| Kalbsschnitzel gegrillt (100 g) | 106 | Vollkornbrot oder Weizenknäcke | |
| Aprikosen- oder Dörrobstkompott | 156 | | |
| 3. *Tag* | | | |
| Sellerie-Rohkost | 186 | Quark-Cocktail ›Rote Beete‹, 1. Art | 18 |
| Kartoffelsuppe | 34 | Hirsebrei mit Fruchtsaft | 66 |
| Blumenkohlreis mit Fisch (100 g) | 118 | Aufbau-Bioghurt-Cocktail | 222 |
| Heidelbeer-Quark-Pudding auf Bananen | 87 | | |
| 4. *Tag* | | | |
| Kreolischer Salat | 198 | Vitamin-Cocktail | 13 |
| Hühnerfrikassee mit Reis (50 g Huhn) | 125/74 | Radieschen- oder Rettichsalat | 184 |
| Apfelkompott | 155 | Kräuterquark | 92 |
| | | Vollkornbrot | |
| | | Kräutertee | 1–5 |

| *Mittagessen:* | Rezept Nr. | *Abendessen:* | Rezept Nr. |
|---|---|---|---|
| *5. Tag* | | | |
| Bioghurt oder Sauermilch, angewärmt, mit frischen Erdbeeren (oder Heidelbeeren oder Himbeeren), gezuckert | | Apfelscheiben mit Sellerie, gegrillt | 148 |
| Möhren, gedämpft, und grüne Erbsen | 142/137 | Pumpernickel-Reis | 164 |
| Kartoffeln in der Schale | | Kräutertee | 1–5 |
| Gervais-Röstbrot mit Bananen | 151 | | |
| *6. Tag* | | | |
| Tomaten-Reis-Salat | 82 | Bioghurt-Rettichsaft | 226 |
| Gemüseeintopf mit 50 g magerem Suppenfleisch | 123 | Hirsebrei mit Milch | 66 |
| Sanddorn-Quark-Pudding mit Früchten | 86 | Erdbeersalat oder Pfirsichkompott | 199/158 |
| *7. Tag* | | | |
| Chicorée in Sanddorn-Soße mit Früchten | 193 | 2 Tomaten gefüllt mit Kräuterquark auf Kopfsalatblättern | 92 |
| Linusit-Bouillonart mit 1/2 Eigelb gebunden | 7 | 1 verlorenes Ei auf Röstbrot | 103 |
| Tomaten auf Reis | 81 | 50 g Makkaroni mit 10 g frischer Butter oder Vitaquell | 72 |
| Blumenkohl gedämpft | 134 | Endiviensalat | 191 |
| Banane gegrillt | 149 | | |

**Bei chronischen Leberleiden werden ferner der besonderen Beachtung alle nachstehend aufgeführten Rezepte empfohlen:**

Das Gebot der Fettknappheit dieser Kostform darf nicht dazu verleiten, nun alle fettfreien und fettarmen Zubereitungen nahezu ausschließlich zu gebrauchen. Das müßte zu einer Verarmung des Organismus an den fettlöslichen Vitaminen A, E und D und zu einem Mangel an den essentiellen (lebenswichtigen) hoch ungesättigten Fettsäuren führen.

| | |
|---|---|
| *Diät-Cocktails* | Nr. 8, 13, 14, 15, 20, 22–25, 221, 222 |
| *Müsli, Kollath-Frühstück* | Nr. 48–53, 58, 61 |
| *Suppen* | Nr. 32, 33, 37, 38 |
| *Grützen, Breie, Mehlspeisen* | Nr. 62–67, 72/73 |
| *Reis* | Nr. 74–78, 80–84, 96/97, 162–165 |
| *Quark* | Nr. 85–100, 205 |
| *Eierspeisen* | Nr. 101–105 |
| *Gemüse* (gekocht, gedämpft, gedünstet, gegrillt) | Nr. 133–146, 153, 154 |
| *Salate* | Nr. 182–197 |
| *Obstsalate* | Nr. 198–200 |
| *Obst* (gedünstet, gegrillt) | Nr. 155–161, 147–149, 151 |
| *Kartoffeln* | Nr. 127–132 |
| *Milch* | Nr. 206–230 |
| *Brotaufstrich* | Nr. 201–205 |
| *Fleisch, Fisch, Geflügel* (nicht mehr als 100 g zu einer Mahlzeit, wöchentlich bis zu 300 g) | Nr. 106, 108, 110, 111, 112–125 |
| *Gebäck* | Nr. 167, 168. |

# Leberschonkost auf Reisen

Die strikte Durchführung einer strengen Leberschonkost ist auf Reisen recht problematisch. Bei einiger Übung ist jedoch eine weitgehende Anpassung an die ärztlichen Vorschriften möglich, wofür hier einige Beispiele gezeigt werden.

**Das Frühstück auf Reisen**

| *Falsch* | *Richtig* |
|---|---|
| Frische Brötchen | Knäckebrot, abgelagertes Grahambrot oder notfalls abgelagertes Mischbrot. |
| Kaffee ist beim Hotelfrühstück häufig ein undefinierbares Gemisch von Bohnenkaffee und Ersatzkaffee; gerade diese Mi- | Pfefferminztee, dünner Aufguß von Schwarztee, Idee-Bohnen- |

| | |
|---|---|
| schung ist durch hohen Gehalt an Röststoffen besonders unbekömmlich | kaffee oder Haferbrei (Porridge) mit Tomatensaft oder Apfelsinensaft. |

**Das Mittagessen auf Reisen**

| *Falsch* | *Richtig* |
|---|---|
| Fette Fleischbrühe, auch viele andere Suppen enthalten oft reichlich schwerverdauliches Bratenfett, Markklößchensuppe | Fettarme Gemüsesuppe oder Haferflockensuppe oder Tomatensalat oder grüner Salat (mit Weinessig oder Zitrone) oder 1 Glas Tomaten- oder Fruchtsaft (nicht eisgekühlt!) |
| Bratkartoffeln, Pommes frites, Pommes chips, Strohkartoffeln, Kartoffelsalat | Salzkartoffeln, Kartoffelbrei, trockener Reis, abgelagertes Brot |
| Schmorbraten | Die dunkle Kruste sauber abschneiden, ebenso alles sichtbare Fett |
| Paniertes Schnitzel, Wiener Schnitzel | Die Panade mit scharfem Messer völlig ablösen, nicht essen, oder wenn möglich, ein gegrilltes Schnitzel bestellen |
| Deutsches Beefsteak (Fleischküchlein, Hackbraten) | Königsberger Klops |
| Huhn gegrillt, Pommes frites, Salat | Die Haut vom Huhn lösen, Salzkartoffeln oder Kartoffelbrei, Salat |
| Geflügelsalat (unbekömmlich, weil meist in Mayonnaise) | Suppenhuhn in entfetteter Brühe oder Suppenhuhn (ohne Haut) mit Reis |
| Kochfisch in Senfsoße, Kartoffelsalat | Kochfisch in Tomatensoße oder statt Soße frische Butter, trockener Reis oder Salzkartoffeln |

| *Falsch* | *Richtig* |
| --- | --- |
| Panierter oder gebackener Fisch, Salzkartoffeln, Salat | Kochfisch mit zerlassener oder frischer Butter, Salzkartoffeln, Salat |
| Schweinebraten, Kartoffelklöße, Rotkohl | Kartoffelklöße (wenn aus gekochten Kartoffeln), Tomatensalat und grünem Salat, 1/2 Portion Gervais mit Kümmel, 2 Scheiben Knäckebrot oder 1 Scheibe abgelagertes Graubrot, keine Butter! |

**Der Nachtisch auf Reisen**

| *Falsch* | *Richtig* |
| --- | --- |
| Eis, eisgekühlte Kaltschale, Fruchtsalat mit Alkoholzusatz (Maraschino, Anislikör, Kirsch usw.), Cremetorte, Apfelküchlein usw. | Frisches Obst: Apfel, Apfelsine, Erdbeeren, Himbeeren, 1 reife Banane, Apfelkompott, Birnenkompott, Rhabarber, Ananas (ohne Alkoholzusatz), Mondamin-Puddings oder sonstiger Stärkemehl-Pudding, Quarkspeisen mit Obst, Fruchtsäfte, Milch-Mixgetränke mit Fruchtsäften |

**Das Abendessen auf Reisen**

| *Falsch* | *Richtig* |
| --- | --- |
| Russische Eier auf Kartoffelsalat | 2 weiche Eier, abgelagertes Brot oder 2 verlorene Eier auf Reis oder Kartoffelbrei |
| Harte Eier, Rühreier, Spiegeleier | Weiche Eier, verlorene Eier auf Röstbrot |
| Tellerfleisch mit Meerrettich und Preiselbeeren | Das sichtbare Fett am Fleisch abschneiden |
| Tellersülze mit Bratkartoffeln | Tellersülze etwas anwärmen lassen, dazu abgelagertes Brot |

# REZEPTTEIL

Um die Rezepte jeweils richtig anwenden und in die verschiedenen Speisezettel sinngemäß einsetzen zu können, befindet sich am Ende der jeweiligen Diätpläne bzw. den dazu gehörigen Speisezetteln eine Aufstellung aller für den betreffenden Diätplan brauchbaren Rezepte, eingeteilt nach Diät-Cocktails, Suppen, Salaten usw.

## Pflanzenschleime und Diät-Cocktails

(Rezept Nr. 6 bis Nr. 28)

### 6 Linusit-Schleim (Grundrezept)

15 bis 20 g Linusit, 1/2 l kaltes Wasser

Wasser und Linusit werden zum Kochen gebracht. Am besten wählt man dafür ein hohes Gefäß, weil Linusit beim Kochen genauso wie Milch überschäumt. Nach 5 Minuten Kochzeit läßt sich der Schleim abgießen, wenn man das Gefäß einige Minuten hat ruhig stehenlassen. Besser ist es aber, die gesamte Masse einschließlich des auf dem Boden abgesetzten Breis zu verwerten, weil dieser wertvolle Stoffe enthält. Verwendet man nur den Schleim, so kann der Rest kühl aufbewahrt und am anderen Tag mit Zugabe von 15 g Linusit nochmals mitgekocht werden.

### 7 Linusit-Schleim, Bouillonart

1/4 l Linusit-Schleim, 1 TL gekörnte Brühe (für salzarme Kost Bierhefe-Extrakt), evtl. 1 Eigelb

Schleim mit gekörnter Brühe oder Bierhefe-Extrakt heiß verrühren. Kann gegebenenfalls mit einem frischen Eigelb gebunden werden.

## 8 Linusit-Honigmilch

*(rund 4 g F)*

1/8 l Linusit-Schleim, 1/8 l heiße Milch, 1 EL Bienenhonig, gut verrühren.

## 9 Tomaten-Cocktail

1/8 l Tomatensaft, 1/8 l Linusit-Schleim warm und 1 TL Donath-Friate verquirlen oder im Mixer schaumigschlagen.

## 10 Möhren-Cocktail

1/8 l Möhrensaft, 1/8 l Linusit-Schleim warm, 1 TL Donath-Friate verquirlen oder im Mixer sahnigschlagen.

## 11 Cocktail ›Rote Beete‹

1/8 l Rote-Rüben-Saft, 1/8 l Linusit-Schleim warm, 1 TL Friate verquirlen oder im Mixer schaumigschlagen.

## 12 Cocktail ›Fromme Helene‹

2 Likörgläser Schwarzer-Rettich-Saft, 1/8 l Linusit-Schleim, 1 TL Friate verquirlen oder im Mixer sahnigschlagen.

## 13 Vitamin-Cocktail

1/8 l schwarzer Johannisbeersüßmost, 1 EL Sanddorn-Vollfrucht, 1/8 l Linusit-Schleim warm verquirlen oder im Mixer sahnigschlagen.

## 14 Heidelbeer-Cocktail

1 Tasse warmen Linusit-Schleim mit 2 EL Heidelbeer-Vollfrucht mischen.

## 15 Sanddorn-Quark-Cocktail

$^1/_8$ l Linusit-Schleim mit 1 EL Sanddorn-Vollfrucht und 1 gehäuften EL Quark sahnigschlagen.

## 16 Tomaten-Quark-Cocktail

$^1/_8$ l Linusit-Schleim mit 1 EL dickem Tomatenmark und 1 gehäuften EL Quark sahnigschlagen, nach Belieben mit etwas Curry bestreuen oder mit 1 TL Friate süßen.

## 17 Möhren-Quark-Cocktail

$^1/_{10}$ l Linusit-Schleim mit $^1/_{10}$ l Möhrensaft mit 1 EL Quark sahnigschlagen.

## 18 Quark-Cocktail ›Rote Beete‹

I. Art: $^1/_{10}$ l Rote-Rüben-Saft, $^1/_{10}$ l Linusit-Schleim, 1 TL Friate mit 1 gehäuften EL Quark sahnigschlagen.
II. Art: Noch 1 TL frisch geriebenen Meerrettich hinzufügen.
III. Art: $^1/_{10}$ l Rote-Rüben-Saft, $^1/_{10}$ l Linusit-Schleim, 1 EL Sanddorn-Vollfrucht mit 1 gehäuften EL Quark sahnigschlagen.

## 19 Meerrettich-Apfel-Cocktail

$^1/_8$ l Linusit-Schleim mit 1 TL Frite und 1 EL Quark sahnigschlagen. Noch 1 TL frisch geriebenen Meerrettich hinzufügen.

## 20 Meerrettich-Sanddorn-Cocktail

$^1/_8$ l Linusit-Schleim mit 1 EL Sanddorn-Vollfrucht und 1 EL Quark sahnigschlagen. Noch 1 TL geriebenen Meerrettich untermischen.

## 21 Quark-Cocktail ›Fromme Helene‹

2 Likörgläser Schwarzer-Rettich-Saft mit 1 TL Friate, 1/8 l Linusit-Schleim, warm, und 2 EL Quark (50 g) sahnigschlagen.

## 22 Quark-Vitamin-Cocktail

1/8 l schwarzen Johannisbeersüßmost mit 1/8 l Linusit-Schleim, warm, und 2 EL Quark (50 g) sahnigschlagen, mit 1 EL Sanddorn-Vollfrucht süßen.

## 23 Quark-Cocktail ›Mona Lisa‹

*(rund 5 g F)*

1/8 l Linusit-Schleim, warm, 1 frisches Eigelb, 1 EL Sanddorn-Vollfrucht, 2 EL Quark (50 g), alles sahnigschlagen.

## 24 Heidelbeer-Quark-Cocktail

1/8 l Linusit-Schleim, warm, mit 2 EL Heidelbeer-Vollfrucht und 2 EL Quark (50 g) verquirlen oder im Multimix schaumigschlagen.

## 25 Heidelbeer-Bananen-Quark-Cocktail

1/8 l Linusit-Schleim, warm, mit 2 EL Heidelbeer-Vollfrucht, 1/2 pürierte Banane und 2 EL Quark (50 g) verquirlen oder im Multimix schaumigschlagen.

## 26 Haferschleim, würzig

*(ohne Fettzusatz)*

30 g Sprießkornhafer, 1/4 l kaltes Wasser, 1/10 l frisch gepreßter Tomatensaft oder Möhrensaft, evtl. etwas Gemüsebrühe von Spargel, Fenchel oder Blumenkohl, wenn vorhanden, etwas Hefe-Extrakt, 1 Msp Salz

Hafer im Multimix oder mit einer Schrotmühle zerkleinern, in

Wasser zum Kochen bringen, dabei muß gerührt werden. Wenn der Hafer dick ausgequollen ist, durch ein Sieb streichen. Diesen Schleim mit Tomaten- oder Möhrensaft verrühren, wenn vorhanden, Gemüsebrühe und Hefe-Extrakt dazugeben. Mit ganz wenig Salz abschmecken.

### 27 Haferschleim, süß

*(ohne Fettzusatz)*

30 g Sprießkornhafer, 2 EL Heidelbeer-Vollfrucht oder Sanddorn-Vollfrucht

Haferschleim wie im vorhergehenden Rezept beschrieben zubereiten, mit Heidelbeer- oder Sanddorn-Vollfrucht warm verrühren.

### 28 Haferschleim mit Milch

*(3 g F)*

30 g Sprießkornhafer, 1/10 l Milch, Zucker oder Salz

Haferschleim wie in Rezept 26 zubereiten, den Schleim mit Milch verquirlen und warm werden lassen. Nicht mehr kochen! Süß oder salzig abschmecken.

## Suppen

(Rezepte Nr. 29 bis Nr. 40)

Jede Suppe kann im Multimix püriert werden, wo es erforderlich ist (Aufbaudiät), oder durch ein feinmaschiges Sieb gestrichen (passiert) werden.

## 29 Grießsuppe mit Eigelb gebunden

*(rund 9 g F, ohne Eigelb 4 g)*

20 g Vollweizengrieß, 1/2 l Gemüsebrühe, 1 Eigelb, wenig Salz, evtl. 5 g frische Butter oder Diätmargarine, kleingehackte frische Kräuter nach Jahreszeit

Grieß in kochende Gemüsebrühe einlaufen und sämig ausquellen lassen. Die Suppe kurz vor dem Anrichten mit einem verquirlten Eigelb verrühren, salzen und, falls die vorgeschriebene Fettmenge es erlaubt, mit frischer Butter versetzen. Nicht mehr kochen lassen. Mit viel kleingehackten frischen Kräutern bestreuen.

## 30 Haferflockensuppe mit Gemüsebrühe

*(rund 4 g F)*

30 bis 40 g Vollkornhaferflocken, 1/2 l kalte Gemüsebrühe, 1 EL Tomatenmark, evtl. 5 g frische Butter oder Diätmargarine, frische grüne Kräuter nach Jahreszeit

Haferflocken in kalter Gemüsebrühe ansetzen, zum Kochen bringen und sämig ausquellen lassen. Mit Tomatenmark würzen. Je nach erlaubter Fettmenge frische Butter zusetzen. Mit feingehackten Kräutern bestreuen.

## 31 Haferflockensuppe mit Milch

*(rund 9 g F)*

30 g Vollkornhaferflocken, 1/4 l Milch, evtl. 5 g frische Butter oder Diätmargarine, entweder etwas Meersalz oder Fruchtzucker, nach Wunsch 1 Eigelb

Haferflocken in 1/4 l kaltem Wasser aufsetzen und sämig auskochen lassen, dann mit 1/4 l Milch auffüllen, nicht mehr kochen lassen. Je nach erlaubter Fettmenge Butter zusetzen, entweder mit Meersalz oder mit Fruchtzucker abschmecken, evtl. mit einem Eigelb verrühren.

*Anmerkung:* Bei akuten Erkrankungen wird die Suppe passiert gegeben.

## 32 Linusit-Hafermilchsuppe

*(5 g F)*

Je 1 EL Haferflocken und Linusit, 1/8 l Milch, Honig oder Fruchtzucker

Haferflocken und Linusit in reichlich 1/4 l kaltem Wasser zum Kochen aufsetzen, beim Aufwallen Hitzezufuhr drosseln, rühren, um ein Überkochen zu verhüten. Nach 5 Minuten Kochdauer Milch dazugeben und nach Belieben mit Honig oder Fruchtzucker süßen. *Anmerkung:* Bei akuten Erkrankungen passiert geben.

## 33 Milchreissuppe mit Fruchtsäften

*(rund 9 g F)*

1 EL (25 g) Langkornreis (unpoliert), 1/4 l Milch, 1 EL Fruchtzucker, evtl. 5 g frische Butter oder Diätmargarine, zum Verfeinern: 1 EL Sanddorn-Vollfrucht oder Heidelbeer-Vollfrucht

Reis kalt waschen, mit 1/4 l kaltem Wasser aufsetzen und schön körnig ausquellen lassen. Kurz vor dem Anrichten mit Milch auffüllen, heiß werden, aber nicht kochen lassen, mit Fruchtzucker süßen und je nach erlaubter Fettmenge frische Butter zusetzen. Verfeinern mit Sanddorn- oder Heidelbeer-Vollfrucht.

## 34 Kartoffelsuppe

*(rund 5 g F)*

150 g geschälte, in Scheiben geschnittene Kartoffeln, je 50 g Sellerieknolle, Möhren, Lauch – alles zerkleinert –, 1 Lorbeerblatt, 5 g Steinmetz-Mehl, evtl. 5 g frische Butter oder Diätmargarine, 1 TL gekörnte Brühe oder Haferflocken

Kartoffeln, Gemüse und Lorbeerblatt in 1/2 l Wasser kochen, bis das Gemüse durch ein Sieb gestrichen werden kann. Dann Mehl mit Wasser glattrühren, in die Suppe geben und nach dem Aufkochen noch ein paar Minuten ziehen lassen. Falls Fettzugabe erlaubt ist, frische Butter zusetzen. Würzen mit gekörnter Brühe oder bei Salzverbot mit Hefeflocken.

## 35 Kerbelsuppe

*(ohne Ei rund 4 g, mit Ei rund 9 g F)*

1 mittelgroße Kartoffel, geschält, in Scheiben geschnitten, 1/4 l Milch, wenig Salz, 5 g frische Butter oder Diätmargarine, 1/2 Untertasse gewaschenes, kleingeschnittenes Kerbelkraut, evtl. 1 Eigelb

Kartoffel in knapp 1/4 l Wasser weichkochen, durch ein Sieb streichen oder im Multimix pürieren. Mit 1/4 l Milch auffüllen, schwach salzen, Butter zugeben und Kerbelkraut hineinrühren, ohne die Suppe weiter zu erhitzen. Je weniger der Kerbel erhitzt wurde, desto erfrischender ist sein köstliches Aroma. Falls erlaubt, kann 1 Eigelb in die Suppe eingequirlt werden.

## 36 Gemüsebrühe

150 g Gemüse, wie Blumenkohlstrünke, große Salatrippen und unansehnliche Salatblätter sowie andere für Rohkost unbrauchbare Gemüse- und Salatteile, 1 Stückchen Lauch, 1/4 Sellerieknolle, 1 kleine Möhre, 1 TL Sonnenblumenöl, etwas gekörnte Brühe oder Bierhefe-Extrakt, ungesalzen

Gemüse kleinraffeln oder kleinschneiden, Sonnenblumenöl heiß werden lassen, das gewaschene, abgetropfte Gemüse kurz darin andünsten, ohne daß es bräunt, mit 1/2 l heißem Wasser auffüllen und zugedeckt 20 Minuten leise kochen lassen; die Brühe abseihen und mit gekörnter Würze oder, für salzarme Kost, mit Bierhefe-Extrakt abschmecken. Eignet sich zur Verbindung mit vielerlei Getreideeinlagen, Kräuterklößen usw. Wird die Gemüsebrühe im Dampftopf zubereitet, so ist keine Fettzugabe nötig, sondern die Gemüse werden im Siebeinsatz mit kaltem Wasser aufgesetzt. Nach 4 Minuten Kochdauer ist eine kräftige Brühe fertig.

## 37 Gemüsebrühe, neuzeitliche Art

Gemüsepreßsaft mit der Multipreß herstellen, $^1/_{10}$ l Gemüsepreßsaft mit $^3/_8$ l Wasser vermischen, mit 1 TL gekörnter Brühe nachwürzen, für salzarme Diät mit Bierhefe-Extrakt, ungesalzen, Für die Diät seien folgende Zusammenstellungen empfohlen:

a) 1 kleine oder mittelgroße Möhre, 2 Tomaten
b) 2 kleine Möhren, 1 Stückchen Lauch, Salatblätter
c) Blumenkohlstrünke, 1 Möhre, etwas Lauch
d) Blumenkohlstrünke, 2 Tomaten, frische Kräuter
e) 1 rohe geschälte Kartoffel, 2 Tomaten, 1 Möhre, Kräuter

Kein Kochen notwendig. Getreideeinlagen werden in dem Wasser gargemacht und dann mit der Gemüsebrühe aufgefüllt und heißgemacht, je nach ärztlicher Vorschrift mit oder ohne Fett.

## 38 Reis-Gemüsesuppe

*(mit Eigelb 5 g F)*

1 gehäufter EL (25 g) Reis, $^1/_{10}$ l Frischgemüse-Preßsaft, gekörnte Brühe, je nach erlaubter Fettmenge 5 g frische Butter oder Diätmargarine oder 1 Eigelb

Reis in $^3/_8$ l kaltem Wasser zum Ausquellen aufs Feuer bringen, sobald die Körner schön aufgegangen und weich sind, Frischgemüse-Preßsaft dazugeben, mit gekörnter Brühe würzen. Je nach erlaubter Fettmenge kann jetzt ohne weiteres Erhitzen frische Butter dazugeben oder 1 verquirltes Eigelb eingerührt werden.

## 39 Spargelcremesuppe

*(rund 5 g F)*

100 g Stangenspargel, geschält, 5 g Mehl, 2 EL kalte Milch, 1 Eigelb, gekörnte Brühe, geröstete Weißbrotschnitten

Spargel in etwa 2 cm lange Stücke schneiden, in $^1/_2$ l kochendem Wasser ansetzen. Nach dem Garwerden streicht man die Suppe durch ein Sieb oder püriert sie im Multimix. Mehl in etwas Milch glattrühren und in der Suppe einmal aufkochen lassen, 1 Eigelb mit etwas kalter Milch verrühren und langsam in die Suppe einrühren, nicht mehr kochen lassen. Mit gekörnter Brühe würzen. Über gerösteten Brotschnitten anrichten.

### 40 Brühe (Bouillon), entfettet

Das Fleisch wird zur Herstellung einer Brühe in kaltem Wasser angesetzt, dem Suppenkräuter zugesetzt sind. Wenn es weichgekocht ist, wird es zum Abtropfen an die Seite gestellt, die Brühe wird durchgeseiht. War das Fleisch sehr fett, muß die Brühe zum Abkühlen weggestellt werden. Dabei sammelt sich das Fett oben und bedeckt die Brühe in einer festen, feinen Schicht, die sich leicht abschöpfen läßt. Danach können Einlagen von Reis, Haferflocken, Grieß usw. in die Brühe gegeben werden.

## Warme Soßen

(Rezept Nr. 41 bis Nr. 47)

Da das Anrösten von Mehl in heißem Fett (Mehlschwitze, Einbrenn) für die Leber-Galle-Schonkost nicht anwendbar ist, werden die Soßen mit möglichst wenig Fett zubereitet, das erst am Ende des Garvorgangs zugegeben wird. Das Mehl oder Stärkemehl wird mit etwas kaltem Wasser zu einem klümpchenfreien Brei angerührt und mit dem Schneebesen unter die kochende Flüssigkeit gezogen. Steinmetz-Mehl (Haushaltmehl) enthält noch viele Anteile des ganzen Korns und eignet sich sehr gut für die Zubereitung von Soßen aller Art.

### 41 Bechamelsoße, 1. Art

*(rund 4 g F)*

10 g (1 TL) Mehl, 1/4 l Flüssigkeit, halb Milch, halb Wasser, Muskatblüte oder wenig Salz, wenn vorhanden, Gemüsebrühe

Mehl mit etwas kaltem Wasser glattrühren und in die kochende Flüssigkeit einlaufen lassen. Unter Rühren mit dem Schneebesen einige Minuten kochen lassen, mit Muskatblüte oder wenig Salz würzen. Hat man Gemüsebrühe (z. B. von Spargel oder Blumenkohl), so wird diese mitverwendet. Sie würzt nicht nur, sondern reichert die Soße mit Mineralstoffen und Vitaminen an.

### 41 a Bechamelsoße, 2. Art

*(rund 9 g F)*

Zu dem vorstehenden Rezept wird ganz zuletzt 1 TL Sonnenblumen-Kaltpreßöl zugefügt.

### 42 Holländische Soße, einfach

*(rund 9 g F)*

Der Bechamelsoße Nr. 41 noch 1 verquirltes Eigelb zugeben, das vorsichtig eingerührt wird. Möglichst Gemüsebrühe mitverwenden (Blumenkohl, Spargel).

### 43 Safransoße

*(rund 4 g F)*

Die Bechamelsoße Nr. 41 nicht mit Muskat würzen, sondern mit 1 Msp Safran.

### 44 Tomatensoße

*(rung 5 g F)*

10 g (1 TL) Mehl, 1/4 l Gemüsebrühe, 1 TL dickes Tomatenmark, 1 TL Sonnenblumen-Kaltpreßöl, evtl. 1/2 TL Friate

Mehl mit etwas kaltem Wasser glattrühren und in die kochende Gemüsebrühe unter Rühren einlaufen lassen. Mit dem Schneebesen weiterrühren, bis die Soße gebunden erscheint, dann Tomatenmark und Öl einrühren, nicht mehr kochen lassen. Durch Zugabe von Friate kann die Soße verfeinert werden.

## 45 Riviera-Tomatensoße

*(rund 10 g F)*

40 g mageres Kalb- oder Rindfleisch, 1 kleines Lorbeerblatt, 1/4 l Gemüsebrühe oder Brühe aus 1/2 TL gekörnter Würze, 10 g (1 TL) Mehl, 30 g dickes Tomatenmark, 1 TL Sonnenblumen-Kaltpreßöl

Fleisch durch den Wolf drehen und mit einem kleinen Lorbeerblatt in 1/4 l heißer Gemüsebrühe etwa 10 Minuten kochen lassen. Inzwischen Mehl mit etwas Wasser glattrühren und in die kochende Brühe einlaufen lassen, danach Tomatenmark zugeben. Die Soße darf nicht nach Mehl schmecken, es kann sogar ganz wegbleiben. Zuletzt Öl in die fertige Soße einrühren. Man kann natürlich auch Fleischreste so verwerten.

## 46 Currysoße

*(rund 9 g F)*

Bechamelsoße nach Rezept Nr. 41 herstellen und mit 1/2 TL Currypulver würzen.

## 47 Ananassoße

*(rund 9 g F)*

Unter die Currysoße Nr. 46 eine in feine Streifen geschnittene Scheibe Ananas mischen.

# Getreide-Frischspeisen

(Rezepte Nr. 48 bis Nr. 61)

## 48 Kraftkorn-Apfelmüsli

*(rund 3 g F)*

2 EL Kraftkorn (Weizenschrot), 1 TL Sanddorn-Vollfrucht, 2 EL Bioghurt oder Sauermilch, 1 mittelgroßer, geschälter Apfel

Weizenschrot über Nacht mit 3 EL Wasser einweichen (oder morgens, falls für den Abend vorgesehen). Diesen Getreidebrei mit Bioghurt oder Sauermilch und Sanddorn-Vollfrucht verrühren. Apfel mit dem Kernhaus grob hineinraffeln und gleich mischen, damit die helle Farbe des Apfelfruchtfleisches erhalten bleibt.

## 49 Kraftkorn-Beerenmüsli

*(rund 3 g F)*

Wie das Apfelmüsli, anstelle des Apfels jedoch 150 g Erdbeeren, Heidelbeeren oder Himbeeren, mit der Gabel fein zerquetscht, unter den Getreidebrei mischen.

## 50 Kraftkorn-Bananenmüsli

*(rund 3 g F)*

Wie Rezept Nr. 48, außer dem Apfel 1 mittelgroße Banane, mit der Gabel fein zerquetscht, unter den Getreidebrei mischen.

## 51 Kraftkorn-Quarkmüsli

Den Rezepten Nr. 48, 49 oder 50 1 EL Quark, mit 2 EL Milch glattgerührt, hinzufügen.

### 52 Siesa-Elf-Müsli (Schnellgericht)

*(rund 4 g F)*

30 g (2 EL) Siesa-Elf, 5 EL Buttermilch oder 3 EL Sauermilch, 1 EL Quark, 1 EL Sanddorn-Vollfrucht

Alles in einem tiefen Teller gut verrühren.

### 53 Siesa-Elf-Quarkmüsli (Schnellgericht)

*(rund 4 g F)*

30 g (2 EL) Siesa-Elf, 5 EL Buttermilch oder 3 EL Sauermilch, 1 EL Quark, 1 EL Sanddorn-Vollfrucht

Alles in einem tiefen Teller gut verrühren.

### 54 Kollath-Frühstück (Grundrezept)

*(rund 4 g F)*

3 EL Kollath-Flocken, 3 bis 4 EL Sauermilch, Buttermilch oder Bioghurt, etwas Honig oder Fruchtzucker

Kollath-Flocken mit Flüssigkeit zu einem dickflüssigen Brei verrühren, mit Honig oder Fruchtzucker süßen.

### 55 Kollath-Frühstück mit Feigen und Rosinen

*(rund 4 g F)*

Bei Darmträgheit, jedoch nicht bei Gallenblasenentzündung!

2 Feigen, 1 EL Rosinen, Grundrezept Nr. 54

Zerschnittene Feigen und Rosinen am Abend mit Wasser knapp bedecken. Morgens im Mixer pürieren oder sonstwie feinhacken. Diese Masse unter das Grundrezept mischen.

## 56 Kollath-Frühstück mit Bananen

*(rund 4 g F)*

3 EL Kollath-Flocken mit 3 EL Bioghurt oder Sauermilch und 1 EL Heidelbeer-Vollfrucht, 1 mittelgroße Banane

Kollath-Flocken mit Milch und Vollfrucht zu einem dicken Brei verrühren, Banane zu feinem Mus zerquetschen und daruntermischen.

## 57 Kollath-Frühstück, Winterrezept

*(rund 4 g F)*

3 EL Kollath-Vollwert-Flocken, 3 EL Bioghurt oder Sauermilch, 1 TL Sanddorn-Vollfrucht, 1 EL dünnflüssiger Bienenhonig, 1 mittelgroße Apfelsine, 1 Banane, 1 kleiner Apfel

Kollath-Flocken mit Milch und Vollfrucht zu einem dicken Brei verrühren, mit Bienenhonig süßen. Apfelsine feinwürfeln, Banane pürieren, Apfel schälen und grob geraspelt locker mit den anderen Zutaten mischen.

## 58 Kollath-Frühstück mit Quark

*(rund 4 g F)*

Das Grundrezept Nr. 54 wird mit 1 EL Quark, mit Milch sahnig verrührt, vermischt.

## 59 Kollath-Frühstück mit Beeren

*(rund 4 g F)*

3 EL Kollath-Vollwert-Flocken, 3 EL Bioghurt oder Sauermilch, 1 TL Sanddorn-Vollfrucht, 150 g frische Erdbeeren, Heidelbeeren oder Himbeeren

Kollath-Flocken mit Milch und Sanddorn-Vollfrucht zu einem dickflüssigen Brei verrühren, Beeren, mit der Gabel fein zerquetscht, daruntermischen.
*Änderung:* Noch 1 EL Quark, mit Milch glattgerührt, daruntermischen.

### 60 Kollath-Frühstück mit Fruchtsaft

Unter das Grundrezept Nr. 54 den Saft einer gut ausgereiften Apfelsine und 1 TL Honig verrühren.

### 61 Linusit-Quarkmüsli

*(rund 5 g F)*

10 g Heil- und Speiseleinsaat Linusit, 100 g Quark, 2 EL Sanddorn-Vollfrucht, 3 EL Milch

Linusit kurze Zeit in 3 EL Wasser einweichen, Quark (Magerquark!) mit Sanddorn und Milch sahnigschlagen und mit der gequollenen Leinsaat vermischen.
Ein vorzügliches Frühstück bei Verstopfung!

## Breie, Grützen, Mehlspeisen, Reis

(Rezepte Nr. 62 bis Nr. 84)

### 62 Buchweizengrütze mit Kompott

*(rund 8 g F)*

30 g (2 EL) Buchweizengrütze, 1/4 l Flüssigkeit, halb Wasser, halb Milch, 1 EL Zucker

Buchweizengrütze mit Flüssigkeit kalt aufsetzen und etwa 25 Minuten unter gelegentlichem Umrühren kochen lassen, kurz vor Garwerden zuckern. Der Buchweizen quillt locker und körnig auf und gibt einen sämigen, aromatischen Brei. Dazu schmeckt ausgezeichnet Rhabarber- oder anderes Kompott, man kann beides im Teller mischen. Wird der Buchweizen ganz in Milch gekocht, so erhöht sich der Fettgehalt um rund 8 g, weshalb die Zubereitung mit Wasserzugabe vorzuziehen ist.

## 63 Buchweizengrütze mit Tomaten

*(rund 5 g F)*

30 g (2 EL) Buchweizengrütze, 1/2 TL gekörnte Brühe, 200 g Tomaten, 5 g Diätmargarine, gehackte Petersilie

Buchweizengrütze in 1/4 l kaltem Wasser, dem gekörnte Brühe zugegeben ist, locker ausquellen lassen (etwa 25 Minuten). Inzwischen Tomaten abziehen, in Viertel oder Achtel schneiden, in 5 g Diätmargarine unter Zugabe von 2 bis 3 EL Wasser dünsten, bis sie zerfallen sind. Mit gehackter Petersilie vermischen und kurz vor Garwerden der Grütze damit vermischen, durchziehen lassen.

## 64 Hafergrütze mit Fruchtsaft

*(rund 6 g F)*

30 g Haferkorn (Donath-Sprießkornhafer), 1/4 l Flüssigkeit, halb Milch, halb Wasser, 1 EL Zucker, 2 EL Sanddorn-Vollfrucht (oder Apfelkompott oder anderes gekochtes Obst)

Haferkörner im Multimix oder auf einer Schrotmühle zerkleinern, mit Flüssigkeit kalt aufsetzen und zu einem sämigen Brei kochen. Kurz vor Garwerden zuckern. Wenn der Brei etwas abgekühlt ist, mit Sanddorn-Vollfrucht oder Apfelkompott usw. vermischen.

## 65 Sanddorn-Rhabarber-Grütze

Buchweizengrütze, Rezept Nr. 62, oder Hafergrütze, Rezept Nr. 64, mit Sanddorn-Rhabarber-Kompott, Rezept Nr. 160, vermischen, und zwar die warme Grütze mit dem abgekühlten Kompott.

## 66 Hirsebrei, süß, mit Fruchtsaft

*(rund 8 g F)*

30 g (2 EL) Hirse, 1/4 l Flüssigkeit, halb Wasser, halb Milch, 1 EL Zucker, Fruchtsaft zum Übergießen

Hirse auf einem Sieb kalt abspülen, in 1/4 l Flüssigkeit kalt aufsetzen und nach dem Ankochen, genau wie Reis, an warmer Herdstelle trocken ausquellen lassen. Mit Zucker verrühren, solange noch etwas Flüssigkeit vorhanden. Vorsicht, Hirse kocht leicht über.

## 67 Hirse mit Reis (Risotto-Art)

*(rund 10 g F)*

15 g (1 EL) Hirse, 30 g (2 EL) Reis, 1 kleine Zwiebel, würfelig geschnitten, 10 g Diätmargarine oder 1 knapper EL Sonnenblumen-Kaltpreßöl, 1/4 l Gemüsebrühe

Hirse und Reis auf einem Sieb kalt überspülen und abtropfen lassen. Würfelig geschnittene Zwiebel in Margarine oder Öl glasigdünsten zusammen mit dem gewaschenen Getreide. Mit heißer Gemüsebrühe verrühren, zum Kochen bringen und an warmer Stelle zugedeckt körnig ausquellen lassen. Dazu passen Salate aller Art oder Tomatensoße.

## 68 Hirseklöße

*(rund 10 g F)*

60 g Hirse, 1/4 l Milch, 1 Ei, 1/2 TL Mehl, Muskatblüte, gehackte Petersilie, wenig Salz, etwas Diätmargarine oder Tomatensoße

Hirse in einem Sieb kalt überspülen, abtropfen lassen, in kalter Milch zum Kochen bringen und zu einem steifen Brei ausquellen lassen. Nach dem Erkalten mit 1 Ei und etwas Mehl verarbeiten, mit gehackter Petersilie und Muskatblüte würzen, salzen. Mit einem Löffel kleine Klöße formen und in schwach gesalzenem, kochendem Wasser 15 Minuten garen lassen. Mit Tomatensoße oder etwas zerlassener Diätmargarine anrichten, dazu Salat geben.

## 69 Hirseklöße mit Fleisch

*(rund 10 g F)*

50 g Hirse, 1/4 l Flüssigkeit, halb Wasser, halb Milch, 50 g mageres Fleisch, Salz, gehackte Petersilie, 1 Msp Curry, ca. 25 g Mehl

Hirse in einem Sieb kalt abspülen und abtropfen lassen, mit Flüssigkeit kalt aufsetzen, aufkochen, ausquellen und erkalten lassen. Fleisch durch den Fleischwolf drehen, mit Salz, gehackter Petersilie und wenig Curry abschmecken und mit dem erkalteten Hirsebrei unter Zugabe von so viel Mehl verarbeiten, daß aus der Masse mit einem Löffel kleine Klöße geformt werden können. Sie werden in kochendes, schwach gesalzenes Wasser eingelegt und sollen 15 Minuten leise kochen. Dazu wird eine Tomaten- oder Kräutersoße gereicht.

## 70 Lockere Grießklöße ohne Ei

*(rund 12 g F)*

2 Brötchen, 30 g Vollweizengrieß, 10 g Diätmargarine, Salz

Brötchen in ganz kleine Würfelchen schneiden, mit Grieß vermischen und mit zerlassener Diätmargarine beträufeln. Knapp $^1/_8$ l leicht gesalzenes Wasser nach und nach unterrühren, die Masse 15 Minuten ruhen lassen, damit das Wasser aufgesaugt wird und der Grieß quellen kann. Mit nassen Händen kleine Klöße formen. In kochendes Salzwasser einlegen und 15 bis 20 Minuten zugedeckt garen lassen.

## 71 Semmelklöße (Weckklöße)

*(rund 10 g F)*

2 Brötchen vom Vortag, etwas heiße Milch, 1 EL feingehackte Petersilie, 1 TL Sonnenblumen-Kaltpreßöl, 1 Ei, evtl. 1 TL Haferflocken

Brötchen in dünne Scheiben schneiden und mit heißer Milch übergießen, so daß sie gut davon vollgesaugt sind. Feingehackte Petersilie in Sonnenblumenöl andünsten und zusammen mit dem Ei und den eingeweichten Brötchen verrühren. Ist die Masse zu feucht geworden, so bindet man durch Zugabe von Haferflocken. Mit bemehlten Händen kleine Klöße formen. In strudelndes Salzwasser legen und aufkochen lassen, dann den Topf vom Feuer nehmen und die Klöße nach 10 Minuten aus dem Wasser herausheben.

## 72 Makkaroni

*(falls mit Soße, ohne Fettzusatz)*

100 g Makkaroni, Salzwasser, evtl. 10 g Diätmargarine

Makkaroni fest in eine Serviette einwickeln und die so entstandene Rolle straff über die Tischkante ziehen, damit die Makkaroni gleichmäßig zerbrechen. In einem Gemüsedampfeinsatz in reichlich kochendes, leicht gesalzenes Wasser einsetzen, 10 Minuten strudelnd kochen lassen, dann den Topf vom Feuer nehmen und die Makkaroni noch 10 Minuten nachziehen lassen. Aus dem Wasser heben, abtropfen lassen. Kochwasser weggießen und in den noch heißen Topf Diätmargarine oder Butter geben, die heißen Makkaroni sofort darüberschütten; den Topf an beiden Seiten fassen und die Makkaroni darin umschütteln, damit sich das zerfließende Fett gleichmäßig verteilt. Werden sie mit einer Tomatensoße gegeben, so sind sie ohne Fettzusatz auf einer heißen Platte anzurichten.

## 73 Nudeln

*(falls mit Soße, ohne Fettzusatz)*

Zubereitung siehe Rezept Nr. 72. Wird keine Soße dazugegeben, mit 5 g Diätmargarine wie oben heiß vermischen.

## 74 Risotto

*(rund 10 g F)*

60 g Reis, 1 kleine Zwiebel, gewürfelt, 10 g pflanzliches Speisefett (Vitagen), 1/4 l Gemüsebrühe

Reis auf einem Sieb kalt abspülen und abtropfen lassen. Zwiebelwürfel mit Fett in einem dickwandigen Emaille- oder Silitstahltopf unter Umrühren glasig, aber nicht braun werden lassen. Jetzt den Reis dazugeben, weiterrühren, bis alle Körner glänzen. Heiße Gemüsebrühe nun auf einmal dazugeben und noch weiterrühren, bis kein Reiskorn mehr am Topfboden klebt. Den Reis zum Aufkochen bringen, die Wärmezufuhr auf ›klein‹ stellen und den Topf zugedeckt so ohne weiteres Umrühren stehenlassen, bis alle Flüssigkeit aufgesaugt ist.

## 75 Milchreis

*(rund 4 g F)*

60 g Reis, 1/4 l Flüssigkeit, halb Milch, halb Wasser, 1 EL Zucker

Reis kalt überspülen, abtropfen lassen, in kalte Flüssigkeit einrühren, rasch zum Aufkochen bringen, auf kleinster Wärmezufuhr halten und zugedeckt körnig ausquellen lassen. Nach etwa 10 Minuten, vom Beginn des Kochens an gerechnet, 1 EL Zucker dazugeben.

## 76 Sanddorn-Milchreis

*(rund 4 g F)*

Milchreis nach Rezept Nr. 75 herstellen, etwas abkühlen lassen, dann mit 1 EL Sanddorn-Vollfrucht verrühren.

## 77 Heidelbeer-Milchreis

*(rund 4 g F)*

Milchreis nach Rezept Nr. 75 zubereiten, zuletzt mit 2 EL Heidelbeer-Vollfrucht verrühren.

## 78 Reis Insulinde

*(rund 4 g F)*

Milchreis nach Rezept Nr. 75 zubereiten, auf einer heißen Platte hoch anhäufen, mit einer gegrillten Banane, Rezept Nr. 149, belegen, die der Länge nach aufgeschnitten und mit Sanddorn-Vollfrucht beträufelt wurde.

## 79 Curryreis

*(rund 4 g F)*

Risotto nach Rezept Nr. 74 zubereiten, während des Andünstens in Speisefett (Vitagen) 1/2 TL Curry mitverrühren, dann erst die Gemüsebrühe zugeben.

## 80 Reis ungarische Art

*(rund 20 g F)*

Risotto siehe Rezept 74, 1 grüne oder gelbe Paprikaschote, 2 feste Tomaten, 10 g Speisefett (am besten Vitagen), etwas Curry

Paprikaschote halbieren, den Samenstand herausnehmen und unter fließendem Strahl abspülen, Tomaten waschen und vierteln, Paprikaschote in feine Streifen schneiden. Die Gemüse in Speisefett unter Zugabe von etwas Wasser weichdünsten, Topf geschlossen halten. Das fertige Gemüse mit dem ausgequollenen Risotto verrühren und mit etwas Curry würzen.

## 81 Tomaten auf Reis

*(rund 20 g F)*

Risotto aus 60 g Reis nach Rezept Nr. 74, 3 feste Tomaten, 3 EL Bioghurt, 10 g Diätmargarine oder Diätspeisefett

Tomaten aushöhlen, so daß oben ein Deckelchen stehenbleibt. Einen Teil des Risottos in die Tomaten einfüllen, über jede Füllung 1 EL Bioghurt gießen. Das Ausgehöhlte der Tomaten mit dem restlichen Reis vermischen, damit den Boden einer feuerfesten Platte oder Schüssel, die mit Fett ausgestrichen ist, bedecken, die Tomaten daraufsetzen, auf jede Tomate ein Flöckchen Fett setzen. Im Backofen 15 Minuten überbacken.

## 82 Reissalat, 1. Art

*(rund 4 g F)*

40 g Reis, 1/8 l Gemüsebrühe, 150 g feste Tomaten, 1 EL gehackte Petersilie, Quark-Ölsoße (Rezept Nr. 178)

Reis in der Gemüsebrühe körnig ausquellen und abkühlen lassen. Inzwischen Tomaten enthäuten und würfeln. 1 EL gehackte Petersilie darübergeben und mit der Quark-Ölsoße marinieren. Den abgekühlten Reis daruntermischen.

## 83 Reissalat, 2. Art

*(rund 7 g F)*

Risotto nach Rezept Nr. 74, 100 g feste Tomaten, 1 kleine Paprikaschote (rot, gelb oder grün) – Soße aus 1 EL Quark, 1 TL Sonnenblumen-Kaltpreßöl, 1 EL Zitronensaft, 3 EL Milch

Tomaten enthäuten und würfeln, Paprikaschoten halbieren, das Samengehäuse herausnehmen, kalt waschen, in nudelige, feine Streifen schneiden und in einem Siebkörbchen 3 Minuten in kochendes Wasser einsetzen, damit die Härte der Schoten etwas gemildert wird. Die Gemüsefrüchte in der aus den angegebenen Zutaten gemischten Soße marinieren, zuletzt den abgekühlten Reis unterziehen.

# Quarkspeisen

(Rezepte Nr. 85 bis Nr. 100 – siehe auch Rezepte Nr. 15 bis 25, 164, 177 bis 181)

## 85 Sanddorn-Quarkpudding

*(rund 8 g F – gibt 3 Portionen)*

6 g (1 TL) Mondamin, 10 g (1 EL) Vanillezucker (aus echter Vanilleschote und Fruchtzucker gemischt), 1/4 l Milch, 125 g Magerquark, 1 EL Sanddorn-Vollfrucht

Mondamin und Vanillezucker mit 3 EL kaltem Wasser glattrühren, in die heiße Milch einrühren und mehrmals aufwallen lassen. Den Topf in kaltes Wasser stellen und den Pudding unter gelegentlichem Umrühren – damit sich keine Haut bildet – abkühlen lassen. Zuvor hat man den Quark mit dem Sanddornsaft gründlich verrührt. Diesen Fruchtquark vermischt man nun mit der abgekühlten Puddingmasse unter ständigem Schlagen mit dem Schneebesen oder mit dem Multiquirl, bis sie wie eine duftige Creme wirkt. Nach dem Abkühlen wird sie fest. Auf diese Weise merkt man kaum, daß man Quark ißt.

## 86 Sanddorn-Quarkpudding mit Früchten

*(rund 8 g F – ergibt 3 Portionen)*

Pudding nach Rezept Nr. 85, 125 g Obst (2 Apfelsinen, 1 Banane), 1 EL Sanddorn-Vollfrucht

Pudding, wie oben beschrieben, herstellen, zuvor das Obst zerkleinern und mit Sanddornsaft durchmischen. Man füllt die Puddingmasse zu einem Teil in kleine Schälchen, gibt von den Früchten darüber und bedeckt mit der Puddingmasse. Einige Stückchen werden obenauf gelegt. Man kann auch anderes Obst der Jahreszeit dazu verwenden, soweit es erlaubt ist, z. B. Erdbeeren, etwas eingezuckert, Himbeeren, ebenfalls gezuckert, in der obstarmen Zeit zur Abwechslung auch Ananasstückchen unter die Apfelsinen mischen.

## 87 Heidelbeer-Quarkpudding auf Bananenhälften

*(rund 8 g F – ergibt 3 Portionen)*

6 g (1 TL) Mondamin, 1 EL Fruchtzucker, 1/4 l Milch, 125 g Magerquark, 3 EL Heidelbeer-Vollfrucht, 2 Bananen oder 2 große Äpfel

Mondamin mit Fruchtzucker und 2 EL kaltem Wasser glattrühren, in die heiße Milch rühren, mehrmals aufwallen lassen. Den Topf in kaltes Wasser stellen und die Masse unter Rühren abkühlen lassen. Zuvor hat man den Quark mit dem Heidelbeersaft gut verrührt. Diesen Heidelbeerquark mischt man unter gründlichem Schlagen mit dem Schneebesen mit der abgekühlten Puddingmasse zu einer duftigen Creme, die nach dem Abkühlen fest wird. Sie läßt sich, noch warm, auf Bananenhälften oder Apfelscheiben spritzen.

## 88 Bananenquark mit Heidelbeer-Vollfrucht

*(rund 2 g F)*

100 g Magerquark, 3 EL Heidelbeer-Vollfrucht, 1 mittelgroße Banane

Quark mit Heidelbeer-Vollfrucht sahnigrühren, Banane mit der Gabel breifein schlagen und unter den Heidelbeerquark mischen.

## 89 Heidelbeerquark mit Reis

*(rund 7 g F)*

50 g Reis, 1/4 l Milch, 1 EL Fruchtzucker, 125 g Magerquark, 3 EL Heidelbeer-Vollfrucht

Reis mit Milch und Fruchtzucker gut ausquellen lassen. Aus Quark und Heidelbeer-Vollfrucht mit dem Schneebesen eine sahnige Creme rühren, die hübsch um den warmen Reis herum gespritzt wird.

## 90 Sanddornquark

*(rund 2 g F)*

100 g Quark, 1 EL Sanddorn-Vollfrucht, 2 EL Milch miteinander sahnigrühren.

## 91 Tomatenquark

*(rund 2 g F)*

1. *Art:* 100 g Magerquark mit EL Milch und 1 EL dickem Tomatenmark würzen, zuletzt mit 1 TL Friate (Apfel-Dicksaft) würzen.

2. *Art:* Statt mit Friate wird mit Bierhefe-Extrakt gewürzt, der, mit etwas Milch verflüssigt, dem Quark zugesetzt wird.

## 92 Kräuterquark

*(rund 2 g F)*

100 g Magerquark, 2 bis 3 EL Milch, 2 EL feingehackte Kräuter (Kerbelkraut oder eine Mischung von Estragon, Dill, Zitronenmelisse, Basilikum und 1/2 Blättchen Borretsch. Es müssen nicht unbedingt alle Kräuter sein, man mischt, was gerade zur Verfügung steht. Auch feingehackte zarte junge Brennessel oder junger Löwenzahn sind nützlich)

Quark mit Milch sahnigschlagen und mit den Kräutern vermischen.

## 93 Rettichquark

*(rund 2 g F)*

70 g Rettich, 100 g Quark, 3 EL Milch

Rettich gründlich bürsten, von den Wurzelenden befreien und feinreiben. Quark mit Milch sahnigschlagen und den geriebenen Rettich daruntermischen.

## 94 Rettich-Apfel-Quark

Wie Rezept Nr. 93 zubereiten, 1 TL Friate daruntermischen.

## 95 Frühlingsquark
*(rund 5 g F)*

100 g Quark, 1 TL Sonnenblumen-Kaltpreßöl, 1 EL Zitronensaft, 3 EL Milch, 1/2 TL Friate (Apfel-Dicksaft), 1 kleine gelbe Rübe, evtl. noch etwas feingehacktes Kerbelkraut

Quark mit Öl, Zitronensaft, Milch und Friate zu majonäseartiger Beschaffenheit verrühren. Unter diese Quarksoße die sehr fein geriebene gelbe Rübe und evtl. noch etwas Kerbelkraut mischen.

## 96 Quarkreis mit Fruchtsaft und Apfelsinen
*(rund 5 g F)*

Milchreis nach Rezept Nr. 75, 60 g Quark, 1 EL Vanillezucker, etwas frische Milch, 1 TL Sanddorn-Vollfrucht, Mandarinen- oder Apfelsinenschnitze

Quark mit Vanillezucker und frischer Milch sahnigrühren, unter den abgekühlten Reis verarbeiten und in eine Glasschüssel geben. Mit Apfelsinen- oder Mandarinenschnitzen hübsch belegen, in die Mitte etwas Sanddorn-Vollfrucht geben.

## 97 Quarkreis mit Fruchtsaft und Bananen
*(rund 5 g F)*

Milchreis nach Rezept Nr. 75, 60 g Quark, 1 EL Vanillezucker, etwas frische Milch, 1 Banane, 1 Spritzer Zitronensaft, 2 EL Heidelbeer-Vollfrucht

Quark mit Vanillezucker und Milch sahnigrühren, unter den abgekühlten Reis verarbeiten und in eine Glasschüssel geben. 1 Banane schälen, in Scheiben schneiden, in Zitronenwasser legen, dann den Reis damit garnieren, in die Mitte Heidelbeer-Vollfrucht geben.

## 98 Quark-Kartoffelbrei

150 g mehlige Kartoffeln, 50 g (2 EL) Magerquark, etwas heiße Milch, 1 Msp Muskatblüte, evtl. 5 g Butter oder Diätspeisefett

Kartoffeln zu Kartoffelschnee verarbeiten, den Quark mit etwas heißer Milch schaumigrühren und mit dem Kartoffelschnee vermischen, das Ganze an warmer Herdstelle rühren, bis alles warm geworden ist. Mit etwas Muskatblüte würzen. Die Flüssigkeitszugabe richtet sich nach der Beschaffenheit von Quark und Kartoffeln. Die Masse soll nicht suppig werden. Falls erlaubt, am Schluß Butter oder Diätfett zugeben.

## 99 Quarkklöße

*(rund 5 g F)*

125 g Quark, 1 Ei, 1 Msp Muskatblüte, 1/2 TL Semmelbrösel, Mehl nach Bedarf

Quark mit dem Ei schaumigrühren, mit Muskatblüte würzen, mit etwas Semmelbrösel binden und so viel Mehl zufügen, daß ein lockerer Teig entsteht. Mit zwei Eßlöffeln längliche Klöße formen und in schwach strudelndem, etwas gesalzenem Wasser offen 10 Minuten kochen. Beigabe: Salate.

## 100 Herings-Quarkcreme

*(rund 15 g F)*

1 Salzhering, 150 g Quark, etwas Milch, 1 EL Sanddorn-Vollfrucht, 1 TL Sonnenblumen-Kaltpreßöl

Hering ausnehmen, entgräten und 24 Stunden in wiederholt gewechseltem Wasser wässern. Quark mit den übrigen Zutaten schaumigrühren, den pürierten oder feingehackten Hering daruntermischen. Paßt zu Schalkartoffeln oder als Brotaufstrich.

# Eierspeisen

(Rezepte Nr. 101 bis Nr. 105)

## 101 Weichgekochte Eier in der Schale

Zur Herstellung von weichgekochtem Ei gibt es verschiedene Methoden, wovon die zwei besten hier angeführt sind:

1. Die Eier in kochendes Wasser einlegen, nach dem Wiederaufwallen 3 Minuten kochend halten, sofort herausnehmen und mit kaltem Wasser abkühlen.

2. Die Eier mit kaltem Wasser bedeckt aufs Feuer stellen, sobald das Wasser zu kochen beginnt, die Eier herausnehmen, unter dem fließenden Wasserstrahl kurz abkühlen.

Am bekömmlichsten ist die zweite Methode, weil dabei das Eiweiß nicht so fest gerinnt, so daß es fast so zart ist wie das cremige Innere.

## 102 Verlorenes Ei

*(rund 5 g F)*

Nur ganz frische Eier können als verlorenes Ei zubereitet werden, weil das Eiweiß um so besser zusammenhält, je frischer das Ei ist. Der Boden eines Kochtopfes wird etwa handbreit mit Wasser bedeckt, dem etwas Salz und ein paar Tropfen Weinessig beigefügt werden. Sobald das Wasser kocht, wird das Ei in eine Tasse geschlagen, aus der man es sorgfältig in das kochende Wasser gleiten läßt, damit das Gelbe nicht verletzt wird. Wenn das Wasser wieder zum Kochen gekommen ist, wird der Topf vom Feuer genommen; nach 3 bis 4 Minuten ist das Weiße soweit geronnen, daß man das Ei mit der Schaumkelle herausheben und in kaltes Wasser legen kann. Auf diese Weise lassen sich in einem Topf auch mehrere Eier richten. Wenn das festgewordene Ei in dem kalten Wasser abgekühlt ist, wird es herausgenommen und auf einem Brett schön zurechtgeschnitten. (Überstehende Fransen entfernen.) Verlorenes Ei eignet sich zum Bedecken einer Gemüse- oder Reisspeise oder zum Einlegen in Tomaten- oder andere Suppen. Auch Röstbrot kann damit belegt und mit Tomatenstreifen garniert werden.

## 103 Verlorenes Ei auf Röstbrot

*(rund 9 g F)*

1 Scheibe geröstetes Grahambrot, 15 g Gervais (1/4 Gervais-Karree), 1 Msp Paprikapuder, 1 verlorenes Ei, Paprikaschote oder feste Tomate

Die geröstete Brotscheibe wird mit Gervais dünn bestrichen, mit Paprika bestäubt und mit einem verlorenen Ei belegt. Mit Scheiben von Paprikaschote oder Tomate garnieren.

## 104 Verlorenes Ei auf Backkartoffeln

*(rund 5 g F)*

1 große Kartoffel (möglichst neu), etwas Tomatenquark nach Rezept Nr. 91, 1 verlorenes Ei

Die Kartoffel bürsten, nicht schälen. An einer Seite flachschneiden, so daß sie im Backofen auf einem Blech ohne Fett gebacken werden kann. Wenn die Schale unten etwas verkohlt ist, ist die Kartoffel innen gar. Sie wird nun der Länge nach aufgeschnitten. Die Schnittflächen werden mit Tomatenquark bestrichen. Eine der Kartoffelhälften wird mit einem verlorenen Ei belegt. Das Innere der Kartoffel wird mit einem Teelöffel ausgelöffelt, zusammen mit Ei und Quark; die Schale bleibt übrig.

## 105 Ei im roten Rock

*(rund 8 g F)*

1 große, feste Tomate, 1 frisches Ei, 1 TL Magerquark, 1/2 TL Sonnenblumenöl

Die Tomate, von der oben ein Deckelchen abgeschnitten wird, aushöhlen, das Ei sorgfältig hineinschlagen, ohne daß der Dotter ausläuft. Das ausgehöhlte Tomatenmark mit Quark und Sonnenblumenöl verrühren, über das Ei gießen und die Tomate auf einer feuerfesten, mit Öl bestrichenen Platte in den heißen Backofen schieben, bei mittlerer Hitze garen lassen.

# Fleisch, Fisch, Geflügel vom Grill

(Rezepte Nr. 106 bis Nr. 111)

## 106 Kalbsschnitzel, gegrillt, ohne Fettzugabe

*(rund 7 g F, 20 g E)*

100 g Kalbfleisch, etwas Rosmarinpulver

Befreien Sie das Kalbfleisch von Häuten und Sehnen, waschen es und tupfen es trocken, bestäuben es mit etwas Rosmarinpulver und spannen es zwischen die Grillstäbe des Grills.

## 107 Kalbsroulade mit pikanter Füllung, ohne Fettzugabe

*(1 Roulade zu 100 g = 10 g F, 20 g E)*

*1. Art*

1 Kalbsschnitzel, Kräuterfarce aus 1 Eigelb, kleingeschnittenen frischen Gartenkräutern, wie Schnittlauch, Dill, Basilikum, 1/2 TL Semmelbrösel

Das Kalbsschnitzel mit der gut vermischten Kräuterfarce bestreichen, zusammenrollen und in den Grillspieß einspannen.

*2. Art*

1 Kalbsschnitzel, 1 TL Tomatenmark, 1 Msp Currypuder

Das Schnitzel dick mit Tomatenmark bestreichen, darüber dünn Curry pudern, zusammenrollen, einklammern.

## 108 Fleischküchlein vom Grill

*(rund 18 g F, 23 g E)*

100 g fettarmes Rindfleisch, 1/2 eingeweichtes Brötchen, 1 kleine Zwiebel, etwas Petersilie, 1/2 Ei, 1/2 TL gekörnte Brühe, evtl. etwas Haferflocken oder Semmelbrösel

Rindfleisch mit dem eingeweichten halben Brötchen durch den Fleischwolf drehen, ebenso die Zwiebel und Petersilie. Mit den übrigen Zutaten (Haferflocken oder Weckmehl nur, wenn zu lokker) zu einer festen Masse verkneten, daraus drei kleine Küchlein formen. Grilldauer: 5 Minuten.

## 109 Hering grün, vom Grill, fettfrei

*(rund 7 g F, 19 g E)*

Grüne Heringe sind stark gesalzen und können daher für kochsalzarme Kost nicht gebraucht werden, auch wenn man sie lange wässert. Der ausgenommene, vom Kopf befreite Hering wird in gesäuertes Wasser gelegt, nach dem Abtrocknen gut trockengetupft und kann nun ohne Fett gegrillt werden. Ein Hering wiegt ausgenommen durchschnittlich 100 g. Grilldauer: 6 Minuten.

## 110 Fischfilet, gegrillt

Das Filet von magerem Seefisch (Kabeljau, Dorsch) in schwach mit Essig gesäuertem Wasser schnell waschen, abtropfen lassen, mit sauberem Tuch abtupfen, grillen. Mit gehackter Petersilie auftragen. Grilldauer: 6 Minuten.

## 111 Hähnchen vom Grill

*(Fettzugabe 5 g)*

Um zu einer möglichst kurzen Erhitzungszeit zu gelangen, grillt man nur 1/2 Hähnchen. Nachdem das Hähnchen ausgenommen, von Kopf, Hals und Füßen befreit ist, schneidet man die Sehnen zu den Flügeln und Keulen ein und bestreicht es mit wenig Sonnenblumen-Kaltpreßöl. Grilldauer: 10 bis 12 Minuten je 1/2 Hähnchen.

## Fische, gekocht und gedämpft

(Rezepte Nr. 112 bis Nr. 118)

### 112 Fischfilet ohne Fett gedämpft

*(25 g E)*

150 g Fischfilet, etwas Zitronensaft, 1/2 Zwiebel, 1 Tomate, 1 Msp Salz

Fischfilet etwas salzen und mit Zitrone beträufeln. Kurze Zeit so liegenlassen. Das Filet auf einen tiefen Teller geben, mit Zwiebel- und Tomatenscheiben bedecken und zugedeckt auf einen passenden Topf mit kochendem Wasser stellen, besser noch in einen Topf einsetzen, auf dessen Boden kochendes Wasser ist (ein Drahtkörbchen ist dafür zweckmäßig). Etwa 20 bis 25 Minuten Garzeit, je nach Beschaffenheit des Fisches.

### 113 Fischfilet im eigenen Saft

*(rund 10 g F, 25 g E)*

150 g Fischfilet, etwas Salz und Zitronensaft, 1/2 Zwiebel, 2 Tomaten oder 1 EL Tomatenmark, 1/2 TL Sonnenblumen-Kaltpreßöl, evtl. 1 bis 2 EL Milch

Das gesäuberte Filet wird mit Salz eingerieben und mit Zitrone beträufelt. Einige Zeit liegenlassen. Auf den Boden einer feuerfesten Platte, die man dünn mit Sonnenblumenöl eingepinselt hat, werden Tomatenscheiben gelegt, darauf wird das Filet gelegt und mit Zwiebelringen und Tomatenscheiben bedeckt. Wenn sich nicht genügend Saft bildet, wird etwas Milch nachgegossen. Sind keine frischen Tomaten vorrätig, so wird das Filet dick mit Tomatenmark bestrichen.

### 114 Kabeljau in Bioghurtsoße

*(rund 10 g F, 33 g E)*

150 g Kabeljaufilet vorbereiten und genau wie Heilbutt, Rezept Nr. 115, weiterbehandeln.

## 115 Heilbutt in Bioghurtsoße

*(rund 20 g F, 33 g E)*

150 g Fischfilet vom Heilbutt, 1 Flasche Bioghurt, 1 TL dickes Tomatenmark, 1 Msp Currypuder, 1 TL Zitronensaft, 1 TL Mehl, 1/2 TL Sonnenblumen-Kaltpreßöl

Bioghurt mit Tomatenmark, Mehl und Curry verrühren, 1 TL Zitronensaft dazugeben. Heilbuttfilet auf den Boden einer dünn mit Öl bestrichenen feuerfesten Glasschüssel geben, mit der Bioghurtsoße begießen und zugedeckt im Backofen garziehen lassen. In Ermangelung von Bioghurt kann Sauermilch verwendet werden.

## 116 Fischfilet auf ungarische Art

*(rund 20 g F, 30 g E)*

Fischfilet von 150 g, 1 Msp Salz, etwas Zitronensaft, 2 feste Tomaten, 1 Paprikaschote, 1 EL Sonnenblumen-Kaltpreßöl, 1/2 Flasche Bioghurt

Das Fischfilet säubern, salzen und mit Zitrone beträufeln. Tomaten enthäuten und in Scheiben schneiden, Paprikaschote mit kochendem Wasser überbrühen, nachdem zuvor der Samenstand herausgenommen worden ist, und in nudelige Streifen schneiden. Paprikastreifen in Sonnenblumenöl andünsten, mit den Tomatenscheiben bedecken, darauf das Fischfilet betten. Im geschlossenen Topf läßt man nun das Gericht gar werden. Beim Anrichten wird der Fisch vorsichtig herausgehoben, das Gemüsegulasch wird mit verquirltem Bioghurt verrührt und dann wieder, mit dem Filet bedeckt, auf einer heißen Platte serviert.

## 117 Fischsalat, neuzeitlich

*(rund 10 g F, 20 g E)*

100 g mageres Fischfilet, Salz, 1 mittelgroße Apfelsine, 1/2 Banane, 1 kleine feste Tomate, 1 EL Sanddorn-Vollfrucht, 1/2 Flasche Bioghurt oder Sauermilch, 1 TL Sonnenblumen-Kaltpreßöl, 1 TL frisch geriebener Meerrettich

Fischfilet in wenig Salzwasser gardünsten, darauf achten, daß es nicht zerfällt. Sorgfältig entgräten und in Würfel schneiden, abkühlen lassen. Apfelsine schälen, Fruchtfleisch würfelig schneiden, Banane in Scheiben und die Tomate würfelig schneiden. Alles in eine Schüssel geben und mit der aus Sanddorn-Vollfrucht, Öl, Bioghurt gut verquirlten Soße, unter die der Meerrettich gerührt wurde, vermischen. Paßt sehr gut zu trockenem Reis oder Risotto. Der Salat kann auf grünen Salatblättern angerichtet werden.

## 118 Blumenkohlreis mit Fisch

*(rund 15 g F, 30 g E)*

200 g Blumenkohlröschen, 1/4 l Blumenkohlbrühe, 1/2 TL gekörnte Brühe, 60 g Reis, 1 TL Sonnenblumen-Kaltpreßöl, 1 kleine, gewürfelte Zwiebel, 1 Fischfilet von 150 g (mager), etwas Zitrone, 1/2 Flasche Bioghurt, 1 TL Tomatenmark

Die Blumenkohlröschen in wenig Wasser garziehen lassen, so daß sie noch knusprig bleiben. 1/4 l der Blumenkohlbrühe mit gekörnter Brühe würzen. Damit den Reis übergießen, den man zuvor mit Zwiebelwürfeln in 1 TL Sonnenblumenöl glasig werden ließ. Den Reis zugedeckt an warmer Herdstelle stehenlassen, bis er alle Flüssigkeit aufgesaugt hat und körnig gequollen ist. Inzwischen das Fischfilet säubern, entgräten und, mit Zitrone beträufelt, kurze Zeit durchziehen lassen. Dann wird das Fischfleisch in Würfel zerlegt; in eine feuerfeste Form, die dünn mit Öl bestrichen ist, eine Lage Reis geben, darüber Fischwürfel mit Blumenkohlröschen und als Abschluß wieder eine Lage Reis. Bioghurt mit Tomatenmark verquirlen und über das Ganze gießen. Das Gericht im Backofen 15 Minuten ziehen lassen.

# Fleisch und Geflügel, gekocht und gedämpft

(Rezepte Nr. 119 bis Nr. 126)

## 119 Kalbsfrikassee

*(rund 20,5 g F, 34 g E)*

150 g Kalbsschulter, 1 Bund Wurzelwerk (Suppengrün), 1 EL Sojamehl, 1 Eigelb, 1 TL Zitronensaft

Kalbsschulter mit dem Wurzelwerk in heißer Brühe garkochen lassen. Die Brühe durchseihen. Sojamehl mit etwas kaltem Wasser glattrühren, in $^1/_4$ l der aufs Feuer gebrachten Brühe einrühren, mit einem verquirlten Eigelb vorsichtig verrühren, ohne daß die Flüssigkeit zum Kochen kommt. Mit Zitronensaft würzen. Das in kleine Stücke zerlegte Fleisch in die heiße Soße einlegen.

## 120 Kalbsschnitzel in der Tüte

*(rund 10 g F, 23 g E)*

100 g Kalbfleisch, etwas Salz, insgesamt ca. 1 TL Öl

Kalbfleisch, auf beiden Seiten leicht gesalzen, in ein passendes Stück Butterbrotpapier einwickeln, das dünn mit Öl bepinselt ist. Die beiden Enden breit umschlagen, damit kein Saft austreten kann. In einer Bratpfanne wenig Öl heiß werden lassen, die Tüte mit dem Fleisch auf jeder Seite 3 Minuten braten lassen. Man kann die Tüte auch in eine mit wenig heißem Wasser gefüllte feuerfeste Platte legen und im Backofen 15 Minuten dünsten lassen.

## 121 Rindfleisch in Sanddorn-Meerrettichsoße

*(rund 10 g F, 20 g E)*

1 TL frisch geriebener Meerrettich, 1 TL Sanddorn-Vollfrucht, und ein paar Tropfen Zitronensaft, 2 EL Bioghurt, 100 g mageres, gekochtes Rindfleisch

Der Meerrettich wird mit Sanddornsaft, Zitronensaft und Bioghurt sahniggerührt und die Soße zu Rindfleisch gegeben.

## 122 Fleischpudding

*(rund 15 g F, 43 g E)*

100 g Hackfleisch vom Rind, 100 g Magerquark, 20 g Bierhefe-Extrakt, 1 TL Sonnenblumen-Kaltpreßöl, 1 EL gehackte Petersilie, 1 Msp Muskatblüte, 1 TL Zwiebelwürfelchen, 1 TL Semmelbrösel, Öl zum Einpinseln

Hackfleisch mit Quark verkneten, Bierhefe-Extrakt mit Öl, Petersilie, Muskatblüte und, wenn verträglich, Zwiebelwürfelchen in die Masse einarbeiten. Eine große Tasse oder ein Schüsselchen dünn mit Öl bepinseln, mit Bröseln ausstreuen, die Fleischpuddingmasse fest hineindrücken, im Wasserbad zugedeckt 30 bis 40 Minuten leise kochen lassen. Nach dem Erkalten stürzen und mit dem entstandenen würzigen Saft beträufelt servieren. Wird schnittfest.

## 123 Mazedonischer Eintopf

*(rund 15 g F, 29 g E)*

1 große Paprikaschote (grün oder rot), 2 mittelgroße Tomaten, 1 mittelgroße gelbe Rübe, 1 kleine Zwiebel, 2 TL Sonnenblumen-Kaltpreßöl, 100 g Kalbfleisch, 180 g Kartoffeln, 1 TL Bierhefe-Flocken oder Bierhefe-Extrakt

Die Paprikaschote vom Samenstand befreien, gut ausspülen und in feine Streifen schneiden. Tomaten in dicke Scheiben oder in Achtel zerlegen, gelbe Rübe schaben und in kleine Stifte schneiden, Zwiebel würfelig schneiden, in Sonnenblumenöl kurz andünsten, das zerschnittene Gemüse dazugeben und zugedeckt Saft ziehen lassen, notfalls etwas heißes Wasser angießen. Nachdem das Gemüse auf diese Weise angedünstet ist, $^1/_8$ l heißes Wasser auffüllen und das in kleine Stücke zerlegte Kalbfleisch dazugeben. Wenn das Fleisch mit den Gemüsen nahezu gar geworden ist, die geschälten und in Würfel geschnittenen Kartoffeln hineingeben und nun alles zusammen gar werden lassen. Vor dem Anrichten mit Bierhefe-Flocken überstreuen oder Bierhefe-Extrakt einrühren.

## 124 Huhn, gekocht

*(100 g mageres H. = 4 g F, 17 g E, 100 g fettes H. = 9 g F, 18 g E)*

1 Suppenhuhn, Suppengemüse, wenig Salz

Das ausgenommene Huhn sauber durchspülen. Suppengemüse in kaltem Wasser zum Kochen bringen, das Huhn dann in die kochende Brühe einlegen. Die Brühe wird nach dem Garwerden abgeseiht. Das abgetropfte Huhn wird zerlegt, die Haut wird abgezogen. Nachdem das Fleisch von den Knochen gelöst ist, kann es teilweise entweder kleingeschnitten in die Suppe eingelegt werden, die mit Reis oder Nudeln gebunden wird, oder man gibt das Fleisch zu Salat oder Reis. Das Fett bei sehr fetten Hühnern nicht mitkochen, sondern schon beim Ausnehmen entfernen.

## 125 Hühnerfrikassee

*(rund 5 g F)*

10 g Mehl, 1/4 l entfettete Hühnerbrühe, 1 TL Zitronensaft, etwas Muskatblüte, 100 g gekochtes Hühnerfleisch

Mehl in etwas kaltem Wasser glattrühren, in die kochende Hühnerbrühe einrühren und etwa 5 Minuten kochen lassen. Zuletzt mit Zitronensaft würzen und etwas Muskatblüte anstäuben, umrühren. Das gekochte, in kleine Stücke zerschnittene Hühnerfleisch hineingeben, warm werden lassen.

## 126 Geflügelsalat mit Gervais-Marinade

*(rund 14,5 g F, 23 g E)*

100 g mageres Hühnerfleisch (Resteverwertung), 1/2 Karree Gervais, 1 EL Sanddorn-Vollfrucht, 1 TL frisch geriebener Meerrettich, 1 EL dickes Tomatenmark, 4 EL Milch, 1/2 Apfelsine, in 50 feine Streifen geschnittene grüne Paprikaschote

Das gekochte Hühnerfleisch in kleine Stücke schneiden, Gervais mit der Gabel zerdrücken und mit Sanddorn, Meerrettich, Tomatenmark und Milch sahnigrühren. Das Fruchtfleisch 1/2 Apfelsine würfelig schneiden und mit den Paprikastreifen zu dem Hühnerfleisch geben. Alles gut durchmischen.

# Kartoffeln und Gemüse gekocht, gedämpft, gedünstet

(Rezepte Nr. 127 bis Nr. 146, siehe auch Rezept Nr. 98)

## 127 Kartoffelschnee

*(fettfrei)*

120 g Salzkartoffeln im Dampf gargemacht, werden noch heiß durch die Kartoffelpresse auf eine vorgewärmte Platte gedrückt.

## 128 Kartoffelbrei

*(ohne Fettzugabe)*

120 g Salzkartoffeln, 1 Msp Muskatblüte, 3 EL heiße Milch

Kartoffeln durch die Presse geben, mit Muskatblüte würzen und mit der heißen Milch duftigschlagen.

## 129 Kartoffelbrei mit Fettzugabe

*(3 g F)*

Wie Rezept Nr. 128 zubereiten, zuletzt noch 5 g frische Butter oder Diätmargarine in den Brei einrühren.

## 130 Brühkartoffeln

*(ohne Fettzugabe)*

150 g Kartoffeln, etwas Gemüsebrühe, gehackte Petersilie,
etwas gekörnte Brühe

Die Kartoffeln schälen, in Würfel schneiden und knapp mit Gemüsebrühe bedeckt garen lassen. Mit der eingekochten Brühe und mit gehackter Petersilie bestreut auftragen. Die Brühe mit etwas gekörnter Würze abschmecken.

## 131 Tomatenkartoffeln
*(5 g F)*

120 g Kartoffeln, 1 TL Sonnenblumen-Kaltpreßöl, 1 EL Tomatenmark, 2 EL Bioghurt oder Sauermilch, 1/10 l heiße Brühe

Kartoffeln in der Schale kochen, schälen, blätteln, in eine Soße einlegen, die man aus den übrigen Zutaten gut verrührt hat.

## 132 Backblechkartoffeln
*(ohne Fettzugabe)*

2 bis 3 mittelgroße längliche Kartoffeln

Die Kartoffeln sauberbürsten, an einer der beiden Schmalseiten die Spitze abschneiden, damit die Kartoffel aufrecht stehenbleibt. Die Kartoffeln so auf ein nichtgefettetes Backblech in den heißen Ofen bringen. Nach etwa 40 Minuten ist die untere Seite angekohlt, die Kartoffel wird nun oben wie ein Ei aufgeschnitten, das mehlige Innere kann herausgelöffelt werden. Wenn Fettzugabe erlaubt ist, gibt man ein Stückchen frische Butter oder 1 TL Sonnenblumen-Kaltpreßöl darauf. Die harte Schale bleibt übrig.

## 133 Artischocken, gekocht
*(5 g F – siehe Diättips Seite 44)*

1 große oder 2 kleine Artischocken, etwas Zitrone, Essig- oder Zitronenwasser – zur Soße: 5 g Sonnenblumen-Kaltpreßöl, 1 TL Zitrone

Die harten Spitzen der Hüllschuppen mit scharfer Schere abschneiden, die untersten harten Blätter entfernen. Den Boden so behandeln, daß das weiße Fleisch freiliegt. Es wird sofort mit Zitrone eingerieben, um Dunkelfärben zu verhindern. Die Artischocken werden nur weich, wenn sie zu 3/4 mit Wasser bedeckt sind. Nachdem die Spitzen und der Stiel beschnitten sind, legt man sie, mit dem Boden nach unten, in kochendes, schwach gesalzenes und mit Zitrone oder Weinessig gesäuertes Wasser. Nach 20 bis 25 Minuten prüft man, ob sich die Hüllschuppen leicht lösen lassen, dann ist der Garpunkt erreicht. Die abgetropften Artischocken werden auf heißer Platte aufgetragen, man gibt dazu eine einfache Salatsoße aus den oben angeführten Zutaten mit etwas von dem Kochwasser vermischt. Bei Tisch löst man Hüllblatt um Hüllblatt vom Stiel, zieht es durch die Tunke und saugt es ab; soweit es kaubar ist, wird es gegessen. Der Boden wird mit Messer und Gabel verzehrt.

## 134 Blumenkohl, gedämpft

*(5 g F)*

1 Blumenkohl (ca. 400 g), 5 g frische Butter oder Diätmargarine, gehackte Petersilie

Den sorgfältig gewaschenen, in Salzwasser oder Biosmon eingelegten Blumenkohl in ganz wenig Wasser halbweich kochen, so daß er noch knusprig bleibt. Auf heißer Platte anrichten, mit Butter belegen, mit gehackter Petersilie bestreuen.

## 135 Fenchelgemüse, gedünstet

*(rund 6 g F)*

1 bis 2 Fenchelknollen, je nach Größe (200 g), Öl zum Einpinseln, 1 EL dickes Tomatenmark, 3 bis 4 EL Milch, Sauermilch oder Bioghurt

Die markartigen Stengel und die äußeren harten Blätter der Fenchelknollen entfernen, waschen, halbieren, feuerfeste Platte dünn mit Öl bepinseln, die halbierten oder in Viertel zerlegten Knollen nebeneinanderlegen, mit der Soße begießen, die aus Tomatenmark und Sauermilch verrührt wurde. Im Backofen 30 bis 40 Minuten dünsten lassen. Das zarte grüne Kraut der Stengel feingehackt darüberstreuen (reich an Vitamin C).

## 136 Fenchelgemüse, gedämpft

*(rund 6 g F)*

200 g Fenchel, entweder 1 TL Sonnenblumen-Kaltpreßöl oder 1 TL Mehl, 1 TL Sonnenblumenöl und 1 TL Tomatenmark

Das nach Rezept Nr. 135 vorbereitete Gemüse halbiert in den Siebkorb des Dampfkochtopfes einsetzen, im verschlossenen Topf 4 Minuten auf Stufe I garen lassen. Entweder nach dem Herausnehmen nur mit 1 TL Sonnenblumenöl beträufeln und mit dem feingehackten grünen Kraut bestreuen oder mit 1/8 l Kochwasser und dem Mehl eine Soße rühren, die mit 1 TL Sonnenblumenöl und 1 EL Tomatenmark vollendet wird. Das Kochwasser ist sehr gut zu Suppen, zu Schleim usw. zu verwenden.

## 137 Grüne Erbsen

*(rund 5 g F)*

100 g zarte junge Erbsen, 1 TL Sonnenblumenöl oder 5 g frische Butter oder Diätmargarine

Die Erbsen in den Siebeinsatz des Dampfkochtopfes (Sicomatic) bringen und in 2 bis 4 Minuten gar werden lassen. Mit Sonnenblumenöl beträufeln oder frische Butter darauf zerfließen lassen.

## 138 Grüne Bohnen

*(rund 5 g F)*

125 g zarte grüne Bohnen, deren Kerne noch unentwickelt sind, 1 Zweiglein Bohnenkraut, 5 g Öl, Butter oder Diätmargarine

Die Bohnen putzen, in schräge Streifen schneiden, in wenig Fett andünsten, etwas Wasser und das Bohnenkraut zugeben, gardünsten lassen.

## 139 Grüne Bohnen mit Tomaten, gedünstet

*(5 g F)*

100 g zarte grüne Bohnen, 2 mittlere Tomaten, 1 Zwiebel, 1 TL Sonnenblumen-Kaltpreßöl, 1 Zweiglein Bohnenkraut

Die Bohnen putzen, in schräge Streifen schneiden, Tomaten waschen, in Viertel zerlegen, die Zwiebel kleinschneiden und in Öl glasig werden lassen, das Gemüse sofort dazugeben, zugedeckt Saft ziehen lassen, nach einigen Minuten heißes Wasser nachgießen, Bohnenkraut dazugeben, bei geschlossenem Topf garen lassen.

## 140 Lauchgemüse, gedünstet

*(rund 5 g F)*

200 g Lauchstangen, 1 TL Mehl, etwas Muskatblüte, 1 TL Öl oder Diätmargarine

Lauchstangen von den losen Blättern befreien. Die festen Teile halbieren und sorgfältig waschen, von anhaftendem Sand befreien. In etwa 2 cm lange Stücke schneiden und in wenig Wasser gardünsten lassen (oder im Dampfkochtopf 2 Minuten dämpfen). 1 TL Mehl mit kaltem Wasser verquirlen, mit dem entstandenen Saft oder etwas von dem Kochwasser kurz aufkochen, mit Muskatblüte würzen, Öl oder Diätmargarine dazugeben und in dieser Soße die Lauchstücke anrichten.

## 141 Lauchgemüse mit Tomaten, gedünstet

100 g Lauch, 2 mittelgroße Tomaten, 1/4 Karree Gervais, etwas Muskatblüte

Lauch nach Rezept Nr. 140 vorbereiten, mit den in Viertel zerlegten Tomaten in wenig Wasser garen lassen. Mit dem entstandenen Saft 1/4 Karree Gervais verrühren (oder 1/2 Flasche Bioghurt), mit Muskatblüte würzen, in dieser Soße das Gemüse anrichten.

## 142 Möhren, gedämpft

*(rund 5 g F)*

150 g Möhren, 5 g Sonnenblumen-Kaltpreßöl oder Diätmargarine oder frische Butter, gehackte Petersilie

Die geschabten Möhren im Dampfkochtopf in 3 bis 6 Minuten, je nach Alter, garen oder in wenig Wasser zugedeckt weichdünsten. Mit Öl oder Butter anrichten, mit gehackter Petersilie bestreuen.

## 143 Spinat, gedämpft

*(rund 5 g F)*

200 bis 300 g Spinat, je nachdem, ob er als Beilage gegeben wird oder nicht, Muskatblüte, 1 TL Sonnenblumen-Kaltpreßöl, evtl. etwas Milch

Den sauber verlesenen und gewaschenen Spinat mit dem Abtropfwasser in einem geschlossenen Topf nur so lange erhitzen, bis er zusammenfällt, oder im Dampfkochtopf im Sieb lassen, bis der erste rote Ring erscheint. Den Spinat abtropfen lassen, ohne ihn fest auszudrücken (dabei gehen zu viele Mineralsalze verloren), feinhacken oder im Multimix unter Zugabe von etwas Milch pürieren. Mit Muskatblüte würzen, Öl zuletzt hineinrühren, auf heißer Platte anrichten.

## 144 Spinatkartoffelbrei

Unter den Kartoffelbrei, Rezept Nr. 128, den pürierten Spinat, Rezept Nr. 143, mischen, wenn nötig, noch etwas Milch dazugeben.

## 145 Spargel, gekocht

*(rund 5 g F)*

150 bis 200 g zarte Spargelstangen, Salzwasser, 5 g frische Butter oder Diätmargarine

Die Spargelstangen sorgfältig schälen und die holzigen Enden abschneiden. In fingerlange Stücke schneiden, in wenig gesalzenem Wasser garen oder in 3 Minuten im Dampfkochtopf dämpfen. Sofort auf einen heißen Teller geben und Butter darauf zerfließen lassen. Die Brühe zu Suppen verwenden.

### 146 Tomaten, gedünstet

*(rund 5 g F)*

etwa 200 g Tomaten, Öl zum Bestreichen, 2 bis 3 EL Sauermilch oder Bioghurt, gehackte Petersilie

Die geschälten Tomaten (um die Haut abziehen zu können, werden die Tomaten kurze Zeit auf einem Sieb in kochendes Wasser gehalten) halbieren und in eine feuerfeste, mit Öl bestrichene tiefe Schüssel einsetzen, etwas Wasser darangeben, zugedeckt gardünsten lassen. Mit 2 bis 3 EL Sauermilch oder Bioghurt und gehackter Petersilie anrichten.

## Vegetarisches vom Grill

(Rezepte Nr. 147 bis Nr. 154)

### 147 Apfelscheiben vom Grill

Den Apfel schälen und vom Kernhaus befreien. Etwa 1 cm dicke Scheiben schneiden, diese in den Grillspieß einklammern und in den Grill einhängen. Grilldauer: 3 bis 4 Minuten.

### 148 Apfelscheiben mit Sellerie vom Grill

*(ohne Fett)*

Zwischen 2 vom Kernhaus befreite ca. 3/4 cm dicke Apfelscheiben eine etwas dünnere Scheibe Sellerie (dieser muß halbweich vorgekocht sein) legen, so vorbereitet mehrere Apfelscheiben in den Grillspieß einspannen, als Vorspeise oder Beilage zu Geflügel, Kartoffeln usw. Grilldauer: 5 Minuten.

## 149 Bananen vom Grill

1 (oder auch mehrere) Banane mit Schale in den Grillspieß einlegen und 5 bis 6 Minuten, je nach Dicke, grillen. Danach die Banane auf einen Teller legen, die obere Schalenhälfte abziehen, mit Zucker und Zitronensaft bedecken oder mit Sanddorn-Vollfrucht überziehen. Soll die gegrillte Banane als Garnitur für Reis oder Fisch verwendet werden, so wird sie ganz aus der Schale genommen und der Länge nach halbiert. Manche lieben sie auch mit etwas Curry bestreut.

## 150 Feigen-Röstbrot mit Datteln

*(fettfrei)*

50 g zerschnittene Feigen, einige zerschnittene Datteln, 2 Scheiben Graham- oder Toastbrot

Die zerschnittenen Feigen mit kernlosen Dateln gemischt in wenig Wasser über Nacht einweichen. Am anderen Tag im Multimix oder in der Fleischmaschine pürieren. Die Masse etwa 1/2 cm dick auf eine Scheibe Graham- oder Toastbrot streichen, mit einer zweiten Brotscheibe bedecken und in den Grillspieß einspannen. Er faßt 3 bis 4 Scheiben Brot. Ausgezeichnet als Nachtisch oder zum Frühstück, besonders bei Verstopfung, jedoch nicht bei Gelbsucht. Auch kalt delikat. Grilldauer: 4 Minuten.

## 151 Gervais-Röstbrot mit Bananen

*(9 g F)*

1/2 Karree Gervais, etwas Milch, 2 Scheiben Grahambrot oder Toastbrot, 1 Banane

Gervais mit Milch sahnigrühren, die beiden Brotscheiben dick damit bestreichen, auf die untere Scheibe zusätzlich etwa 1/2 cm dicke Bananenscheiben legen, die zweite Brotscheibe mit der bestrichenen Seite daraufdrücken. Die trockene Seite muß außen bleiben. Als Nachtisch oder zum Frühstück. Grilldauer: 4 Minuten.

## 152 Gervais-Röstbrot mit Feigen

*(9 g F)*

1/2 Karree Gervais, etwas Milch, 2 Scheiben Graham- oder Toastbrot, 50 g Feigen

Gervais mit etwas Milch sahnigrühren, 2 Scheiben Graham- oder Toastbrot dick damit bestreichen, auf die untere Scheibe zusätzlich eine Lage eingeweichter, durchgedrehter Feigen, wie in Rezept Nr. 150 beschrieben, aufstreichen, mit der bestrichenen anderen Brotscheibe so bedecken, daß die trockene Seite außen ist, dann in den Grillspieß einspannen. Als Nachtisch oder zum Frühstück für Verstopfte, jedoch nicht bei Gelbsucht. Grilldauer: 4 Minuten.

## 153 Selleriescheiben mit Gervais vom Grill

*(9 g F)*

1/2 Karree Gervais, etwas Milch, 1 Sellerieknolle

Gervais mit etwas Milch sahnigrühren, die halbgar vorgekochte, geschälte Sellerieknolle in etwa 1/2 cm dicke Scheiben schneiden, jeweils eine Scheibe mit Gervais bestreichen, eine Scheibe Sellerie daraufdrücken, die so vorbereiteten Sellerie-Gervais-Scheiben in den Grillspieß einspannen. Als Beilage zu Salat, zu Kartoffeln, Reis usw. oder als Nachtisch. Grilldauer: 5 Minuten.

## 154 Tomatenscheiben vom Grill

Feste Tomaten waschen, abtrocknen, den Stielansatz sauber mit scharfem Messer herausschneiden und die Tomaten in etwa 2 cm dicke Scheiben schneiden. In den Grillspieß einklammern. Grilldauer: 3 bis 4 Minuten.

# Kompotte

(Rezepte Nr. 155 bis Nr. 161)

*Kompott* soll in Aluminiumgeschirren weder gekocht noch aufbewahrt werden. Aluminium ist nicht säurebeständig, es geht durch die Obstsäuren in Lösung. Unbeschädigte Emailletöpfe, feuerfestes Glas und Cromargangeschirr verhalten sich neutral und sind deshalb für die Kompottbereitung geeignet.

## 155 Apfelbrei

500 g mürbe, reife Äpfel, etwas Zitronensaft, 40 g Zucker, 1 Zimtstange, ca. 3 cm lang

Äpfel schälen, vom Kernhaus befreien und in Schnitze schneiden, mit wenig Wasser bedeckt, dem etwas Zitronensaft beigefügt ist, unter Zugabe von Zucker und Zimtstange weichkochen. Mürbe Sorten werden durch Rühren mit dem Schneebesen püriert, bei härteren Äpfeln ist ein Durchstreichen durch ein Sieb zu empfehlen. Schmeckt auch warm sehr gut als Beilage zu Breien, Grützen oder Mehlspeisen.

## 156 Aprikosenkompott

500 g Aprikosen, etwas Zitronensaft, Zucker je nach dem Zuckergehalt der Früchte (für die Diät sollten nur vollreife Früchte verwendet werden, auch wenn sie schon etwas weich sein sollten), evtl. 2 EL Sanddorn-Vollfrucht

Die Aprikosen zuerst mit einem trockenen Tuch abreiben, dann nacheinander in sanft kochendes Wasser eintauchen, mit dem Schaumlöffel herausheben, die Haut abziehen, die Früchte halbieren und entsteinen. Mit wenig Wasser, dem etwas Zitronensaft beigefügt wird, weichkochen, so daß sie durch ein Sieb gestrichen werden können. Zuckerzugabe je nach Süße der Früchte. Mit Vitamin C kann das Aprikosenkompott durch Zugabe von etwas Sanddorn-Vollfrucht angereichert werden.

## 157 Dörrobstkompott (Backobst)

100 g gedörrte Feigen, 100 g gedörrte Zwetschgen, 1 Stückchen Sternanis, 1 kleine Stange Zimt, Zucker nach Bedarf

Feigen und Zwetschgen in kaltem Wasser, das gut darüberstehen muß, über Nacht einweichen, am anderen Morgen mit 1 Stückchen Sternanis und Zimt aufkochen, nach Bedarf zuckern. Man kann auch anderes gedörrtes Obst dazu nehmen, zum Beispiel Birnenschnitze, Apfelringe und Zwetschgen. Die Feigen und die Zwetschgen wirken am stärksten darmfördernd.

## 158 Pfirsichkompott

Zubereitung wie Aprikosenkompott Rezept Nr. 156.

## 159 Quittenkompott

500 g reife Quitten, 100 g Zucker, 1 Stückchen Ingwer, 1 kleines Stückchen Zimt

Quitten sehr dick schälen, in Schnitze zerlegen, entkernen, gut mit Wasser bedeckt unter Zugabe von Zucker, Ingwer und Zimt so weichkochen, daß sie durch ein Sieb gestrichen werden können. Ein köstliches Kompott mit ausgezeichneter Wirkung bei Verstopfung.

## 160 Sanddorn-Rhabarberkompott

Etwa 6 Stangen Rhabarber, ca. 2 EL Zucker, 1 EL Sanddorn-Vollfrucht

Rhabarber schälen, in 3 bis 4 cm lange Stücke schneiden und knapp mit kaltem Wasser bedeckt zum Kochen aufsetzen. Nach wenigen Minuten beginnt er schon zu zerfallen, dann wird Zucker eingerührt. Durch Rühren mit dem Schneebesen wird das Kompott feinpüriert. Sobald es abgekühlt ist, wird noch 1 EL Sanddorn-Vollfrucht dazugegeben, wodurch die Säure des Kompotts abgestumpft und der Vitamin-C-Gehalt verbessert wird.

### 161 Zwetschgenkompott

500 g Zwetschgen, 40 g Zucker, 3 Stückchen Sternanis, 1 kleine Stange Zimt

Für Diätzwecke eigen sich am besten die reifen, süßen Spätzwetschgen. Sie werden entsteint; mit Zucker bestreut Saft ziehen lassen. Unter Zugabe von Sternanis und Zimt mit ganz wenig Wasser zum Kochen bringen. Je völliger sie verkocht sind, desto bekömmlicher sind sie für die Diät; bei Vorliegen entzündlicher Erscheinungen streicht man sie noch durch ein Sieb.

## Süßspeisen

(Rezepte Nr. 162 bis Nr. 166, s. a. Nr. 85 bis Nr. 90, Nr. 96/97)

### 162 Andalusischer Reis

*(rund 10 g F)*

50 g Reis, 1 EL Fruchtzucker, $1/_{10}$ l Milch, 60 g Quark, 1 Eigelb, getrennt, Öl zum Bepinseln, 1 bis 2 EL Sanddorn- oder Heidelbeer-Vollfrucht, $1/_2$ Banane

Reis mit $1/_{10}$ l Wasser zum Kochen bringen, Fruchtzucker und Milch zugeben, aufkochen lassen und an warmer Stelle ausquellen lassen. Quark mit Eigelb verrühren, unter den Reis geben, das Eiklar zu festem Schnee schlagen und der Reismasse locker unterheben. In eine mit Öl bepinselte Auflaufform schichten, im Wasserbad garen lassen. Mit Fruchtsaft und Bananenscheiben garnieren.

### 163 Apfelreis mit Siesa-Elf

*(rund 6 g F)*

50 g Reis, $1/_{10}$ l Milch, 1 EL Fruchtzucker, $3/_4$ Tasse Apfelbrei (Rezept Nr. 155), 3 EL Siesa-Elf

Reis mit $1/_{10}$ l Wasser ankochen, dann Milch und Fruchtzucker dazugeben, körnig ausquellen lassen. Den Boden einer Glasschüssel etwa 2 cm hoch mit Apfelbrei belegen, darauf eine Lage Reis, darüber eine dünne Schicht Siesa-Elf, nochmals Apfelbrei, Reis und zuletzt reichlich Siesa-Elf.

## 164 Pumpernickelreis

*(rund 5 g F)*

50 g Reis, 1/10 l Wasser, 1 EL Fruchtzucker, 1/10 l Milch, 60 g Quark, 2 EL Milch, 2 TL Siesa-Elf, geriebener Pumpernickel, halbierte, gezuckerte Erdbeeren oder Himbeeren oder Bananenscheiben zum Garnieren

Reis mit 1/10 l Wasser ankochen, dann Zucker und Milch zufügen, körnig ausquellen lassen, Quark mit 2 EL Milch glattrühren und unter den Reis mischen. In eine Glasschale zuerst eine Lage Reis geben, darüber 2 TL Siesa-Elf streuen, wieder eine Lage Reis, diese mit geriebenem Pumpernickel bedecken. Darauf halbierte gezukkerte Erd- oder Himbeeren oder Bananenscheiben als Garnitur.

## 165 Eischneereis mit Früchten

*(rund 3 g F)*

50 g Reis, 1 EL Fruchtzucker, 1 Stückchen Vanilleschote, 1/10 l Milch, 1 Eiklar, 3 EL Kompott

Reis mit 1/10 l Wasser ankochen, dann Fruchtzucker, Vanilleschote und Milch zufügen, körnig ausquellen lassen. Nach dem Abkühlen einen festgeschlagenen Eischnee von 1 Eiklar locker daruntermischen, 3 EL Kompott darunterziehen.

## 166 Grießpudding

*(rund 3 g F)*

30 g Vollweizengrieß, 1/10 l Milch, 1 EL Fruchtzucker, 1 Ei, getrennt, 1 Apfelsine, 1 EL Sanddorn-Vollfrucht

Grieß in 1/10 l kochendes Wasser einlaufen lassen, sogleich mit Milch auffüllen und mit Fruchtzucker süßen. Vom Feuer ziehen, etwas abkühlen lassen, dann 1 verquirltes Eigelb hineinrühren, nach weiterem Abkühlen den festgeschlagenen Eischnee unterziehen. In einer Glasschüssel anrichten, mit würfelig geschnittenen Apfelsinen dicht bedecken, mit Sanddorn-Vollfrucht beträufeln.

# Diätetisches Gebäck

(Rezepte Nr. 167 bis Nr. 170)

## 167 Aniszwieback

*(ohne Fett)*

20 g Hefe, etwas Zucker, 400 g Mehl, 1 Ei, 60 g Butter oder Diätmargarine, 1 TL Aniskörner, 80 g Fruchtzucker, noch etwas Milch, Öl zum Einpinseln, Zucker zum Bestreuen

Hefe mit etwas Zucker inmitten des Mehls einbröckeln, an warmer Stelle zugedeckt gären lassen. Dann 1 Ei, zerlassene Butter 1 TL Aniskörner und Fruchtzucker mit wenig lauwarmer Milch hineinrühren, gut durchkneten und gleich große Rollen davon formen, die man nebeneinander in eine gut mit Öl bepinselte Kastenform setzt. Hat sich der Teig schön gehoben – um 1/3 etwa –, so wird er bei mäßiger Hitze gebacken. Nach dem Erkalten wird er in fingerdicke Scheiben geschnitten; diese werden mit Zucker bestreut über Nacht beiseitegestellt und am Morgen auf beiden Seiten leicht geröstet.

## 168 Anisbrot

*(ohne Fettzugabe)*

3 Eier, getrennt, 100 g Fruchtzucker, Saft 1/2 Zitrone, 125 g gesiebtes Mehl, 1 TL Aniskörner

3 Eigelb mit Fruchtzucker schaumigrühren, den Saft einer halben Zitrone und das Mehl mit Aniskörnern untermischen, zuletzt den steifen Eischnee unterziehen. In eine gefettete Kastenform einfüllen, bei mittlerer Hitze backen. Am folgenden Tag in etwa 1/2 cm dicke Scheiben schneiden und auf beiden Seiten hellgelb rösten.

## 169 Anisbrot, mit Fettzugabe

3 Eier, getrennt, 120 g Fruchtzucker, 140 g Mehl, 1 TL Aniskörner, 80 g Butter oder Diätmargarine

Eigelb mit Fruchtzucker schaumigrühren, nach und nach Mehl und Aniskörner einrühren, zuletzt die zerlassene Butter daruntermischen. Die Masse soll sahnig-dick werden und Blasen werfen; zuletzt den steifen Eischnee der 3 Eier rasch unterziehen. Die Masse in eine gefettete Kastenform gießen. Bei mittlerer Hitze im Backofen 30 bis 35 Minuten zu hellgelber Farbe abbacken, am anderen Tag in etwa 1 cm dicke Stücke schneiden und auf beiden Seiten hellgelb rösten.

## 170 Gewürzkuchen

*(rund 50 g F)*

300 g Mehl, 50 g Vollsojamehl, 60 g Diätmargarine, 70 g Fruchtzucker, 1 Ei, 15 g Hefe, 1 TL Ceylon-Zimt, je 1 Msp Nelkenpulver, Kardamom, Piment, 1/8 l lauwarmes Wasser

Mehl und Sojamehl in einer Schüssel mischen, in der Mitte des Mehls eine kleine Vertiefung ausheben und die zerbröckelte Hefe hineinlegen, 1 TL Zucker darüberstreuen und mit knapp einer halben Tasse lauwarmem Wasser (35 °C) etwas anrühren, an warmer Stelle gären lassen. Nach dem Aufgehen der Hefe das aufgeschlagene Ei mit den Gewürzen und dem Zucker einrühren, zuletzt das zerlassene, abgekühlte Fett und noch ein wenig lauwarmes Wasser zugeben. Der Teig muß knetfähig werden, so daß sich eine Rolle formen läßt, die man in eine mit Öl bepinselte Kastenform fest eindrückt und zum Gehen an warmer Stelle aufstellt. Größe der Form etwa 62 x 10 cm. Hat sich der Teig um mindestens 1/3 gehoben, so wird er in den auf 220 °C vorgeheizten Backofen eingeschoben und ist nach etwa 30 Minuten fertig.

# Salatsoßen

(Rezepte Nr. 171 bis Nr. 181)

## 171 Linusit-Soße

*(rund 1 g F)*

2 EL Linusit-Schleim, 1 EL Bioghurt oder Sauermilch, 1 TL Zitronensaft, $^1/_2$ TL Friate

Alles miteinander verquirlen, bis die Mischung milchig aussieht. Paßt zu allen Blattsalaten, kann durch Zugabe von Kräutern verändert werden.

## 172 Standardsoße

*(1 TL davon = 2,5 g F)*

$^1/_{10}$ l echter Weinessig, $^1/_{10}$ l Sonnenblumen-Kaltpreßöl, 1 EL Friate, wenn möglich 1 EL feingehackte frische Kräuter (Dill, Estragon, Melisse, Basilikum) – zum Gebrauch noch jeweils 1 EL Buttermilch, Sauermilch oder Bioghurt

Alle Zutaten (außer Milch) gut mischen. In eine gut verschließbare Flasche füllen, kühl aufbewahren, jedesmal vor Gebrauch gut schütteln. Jeweils mit Butter- oder Sauermilch oder Bioghurt gut verquirlen, ergibt rund 3 g Fett.

## 173 Bioghurtsoße

*(rund 3 g F)*

3 EL Bioghurt mit 1 TL Zitronensaft verquirlen, mit 1 EL feingeschnittenen Kräutern der Jahreszeit würzen.

## 174 Joghurtsoße

*(rund 3 g F)*

1 EL Joghurt mit 1 TL Zitronensaft verquirlen, mit 1 EL feingeschnittenen Kräutern der Jahreszeit würzen.

## 175 Buttermilchsoße
*(rund 5 g F)*

2 EL frische Buttermilch und je 1 TL Sonnenblumen-Kaltpreßöl und 1 TL Zitronensaft verquirlen, mit feingeschnittenen Gartenkräutern würzen.

## 176 Tomatensoße

Die Salatsoßen Nr. 173 bis Nr. 175 können zusätzlich mit 1 TL dickem Tomatenmark gewürzt werden.

## 177 Quarksoße
*(rund 5 g F)*

1 EL Quark, 3 EL Milch, 1 TL Zitronensaft, 1 TL Friate

Alles sahnigrühren. Paßt besonders gut zu Wurzelsalaten (Möhren, rote Rüben, Rettich).

## 178 Quark-Öl-Soße
*(rund 4 g F)*

1 EL Quark, 1 TL Standardsalatsoße Nr. 172, 3 EL Milch

Sahnigschlagen. Paßt zu Blatt- und Wurzelsalaten, zu Tomaten, Blumenkohl usw.

## 179 Quark-Tomaten-Soße

Die Quarksoße Nr. 177 oder Quark-Öl-Soße Nr. 178 mit 1 TL eingedicktem Tomatenmark (kein Ketchup) vermischen.

## 180 Quark-Meerrettich-Soße

Die Quarksoße Nr. 177 oder Quark-Öl-Soße Nr. 178 mit wenig frisch geriebenem Meerrettich verrühren.

### 181 Quark-Sanddorn-Soße

*(rund 4 g F)*

1 EL Quark, 3 EL Milch, 1 TL Sanddorn-Vollfrucht, 1 TL Sonnenblumen-Kaltpreßöl

Alles sahnig verquirlen. Paßt zu manchen Blattsalaten, zu Blumenkohlrohkost, zu Chicorée, zu Obstsalaten.

## Frischkostsalate

(Rezepte Nr. 128 bis Nr. 203)

Für die streng fettarmen Kostformen (Gelbsucht, Gallensteine) sollten die fettarmen Salatsoßen bevorzugt werden (171, 172, 173, 174, 177).

### 182 Gelbe Rüben (Möhren)

1 mittelgroße Möhre, Bioghurtsoße Nr. 173 oder Quarksoße Nr. 177

Die geschabte Möhre feinreiben, mit der Salatsoße vermischen.

### 183 Rote Rüben

1 Knolle rote Rüben (junge), Quark-Meerrettichsoße Nr. 180

Rote Rüben schälen, rasch abspülen, in die vorbereitete Salatsoße reiben und während des Reibens mit der Soße vermischen.

### 184 Radieschen

Sauber gewaschene Radieschen feinreiben und sofort in die Linusit-Soße Nr. 171 oder Quark-Öl-Soße Nr. 178 geben.

## 185 Rettichsalat

1 mittelgroßer weißer oder roter Rettich, Bioghurt- oder Buttermilchsoße, Nr. 173 oder 175

Rettich waschen, schaben, und in der Soße feingerieben anrichten.

## 186 Sellerie

Etwa 1/4 Sellerieknolle, Quarksoße Nr. 177 oder Quark-Ölsoße Nr. 178

Sellerieknolle schälen, in die Soße fein hineinreiben, während des Reibens zwecks Erhaltung der weißen Farbe mischen.

## 187 Blumenkohlröschen

50 g Blumenkohlröschen, Bioghurt- oder Joghurtsoße Nr. 173 oder 174 oder Tomatensoße Nr. 176

Blumenkohlröschen feinreiben, in der Soße anrichten.

## 188 Tomaten

Die sorgfältig gewaschenen Tomaten mit dem Tomatenmesser in feine Scheiben schneiden, mit etwas Fruchtzucker bestreut als Frischkostbeilage geben.

## 189 Tomaten mit Kräutersoße

Die in feine Scheiben geschnittenen Tomaten in der Soße Nr. 173 oder 174 oder in der Quark-Meerrettich-Soße Nr. 180 anrichten.

## 190 Löwenzahn

Die vor der Blüte gesammelten zarten Löwenzahnblätter, ganz oder in Streifen geschnitten, in der Linusit-Soße Nr. 171 oder in der Standardsoße Nr. 172, mit Sauermilch vermischt, anrichten.

## 191 Endivien

Dieser Salat darf, wie jeder andere Blattsalat, nicht nach dem Schneiden gewaschen werden, da sonst zu viele wertvolle Stoffe (Mineralsalze und Vitamine) ausgelaugt werden. Auch das Wässern in warmem Wasser zum Entbittern nimmt diesem Salat gerade einen Teil seiner wirksamen Bitterstoffe. Man richtet ihn in einer Bioghurt- oder Joghurtsoße, Nr. 173 oder 174, an, ein paar Tropfen Friate mildern das Bittere.

## 192 Chicoréesalat

1. Die unter dem fließenden Strahl gewaschenen Kolben in breite Streifen schneiden, wenn irgend möglich, den bitteren Kern am Grunde des Kolbens nicht ausschneiden, sofort in die Soße betten, damit sich die Schnittflächen nicht verfärben. Man kann die Bioghurt- oder Joghurtsoße Nr. 173 oder 174 nehmen, sehr delikat ist dieser Salat in der Tomatensoße Nr. 176.
2. Chicorée zu 1/3 mit Tomatenscheiben mischen.
3. Chicorée mit gekochten marinierten Rüben mischen.

## 193 Chicorée in Sanddornsoße

1 Staude Chicorée, 1 Mandarine, 1/2 mittelgroße, vollreife Banane, Quark Sanddorn-Soße Nr. 181

Chicorée und Banane in Scheiben, Mandarine in kleine Stücke schneiden, mit der Soße vermischen.

## 194 Feldsalat

Die sauber gewaschenen, gut abgetropften Rosetten mit der Standardsoße Nr. 172 anrichten.

## 195 Kopfsalat

Die gut abgetropften, etwas zerkleinerten Salat mit der Standardsoße Nr. 172 anrichten.

## 196 Kressesalat

Eine kleine Menge des sorgfältig mehrmals gewaschenen Salates mit der Linusit-Soße Nr. 171 oder der Standardsoße Nr. 172 anrichten.

## 197 Gemüsesülze, Hausfrauenart

*(fettfrei)*

2 Likörgläser Naturweinessig, 1 EL Friate, 5 Senfkörner 1 kleines Lorbeerblatt, 1 kleine Zwiebel, in die 2 Gewürznelken eingesteckt sind, 1 Msp Ingwerpulver, 3 oder 4 Pfefferkörner, 1 TL gekörnte Brühe oder 1 TL Bierhefe-Extrakt, 1 TL (8 g) Agar-Agar, gekochtes Gemüse wie Blumenkohlröschen, Scheiben von Möhren und Sellerie, Streifen von roten Rüben, ein paar grüne Bohnen und auch andere in dieser Diät erlaubte Gemüse (siehe Seite 20), feingehackte grüne Kräuter

Essig mit 1/4 l Wasser und Friate verrühren, Senfkörner, Lorbeerblatt, Zwiebel, Ingwer und Pefferkörner in dieser Lösung heiß werden lassen, durch ein engmaschiges Sieb gießen und den Sud noch mit Bierhefe-Extrakt oder gekörnter Brühe würzen. Gewürzsud heißhalten und pulverisiertes Agar-Agar einrühren. Die Flüssigkeit soll ungefähr 60 °C haben. Vorbereitete Schälchen werden zunächst mit ein wenig Gelatine ausgegossen, die Masse muß dauernd warmgehalten werden, da sie schnell erstarrt. Auf diese Lage ordnet man vorbereitetes, abgekochtes Gemüse hübsch an. Darüber wird wieder Agar-Agar-Masse gegossen. Mit feingehackten grünen Kräutern wird nun die Sülze garniert und an kühlem Ort bis zum Verbrauch aufbewahrt.

## 198 Kreolischer Salat

abgetropfte grüne Salatblätter, 1 Tomate, 1/2 Banane, Sanddorn-Quarksoße Nr. 181

Den Boden einer kleinen Salatschüssel mit Salatblättern bedecken, darauf die in Scheiben geschnittene Tomate, darüber Bananenscheiben. Mit Salatsoße bedecken.

## 199 Erdbeersalat

150 bis 200 g reife Erdbeeren, 1 TL Fruchtzucker, 3 EL Bioghurt oder Sauermilch, 1 EL Sanddorn-Vollfrucht

Erdbeeren waschen, halbieren, mit der Schnittfläche auf den Boden eines tiefen Tellers legen, mit Fruchtzucker bestreuen. Bioghurt oder Sauermilch mit Sanddorn-Vollfrucht schaumigschlagen und die Erdbeeren damit bedecken.

## 200 Heidelbeer-Bananen-Salat

1 reife Banane, 3 EL Bioghurt, 2 EL Heidelbeer-Vollfrucht

Banane würfelig schneiden, Bioghurt mit Heidelbeer-Vollfrucht verrühren und über die Bananenwürfel geben.

## 201 Gefüllte Gervaistomaten

*(rund 9 g F)*

2 mittelgroße Tomaten, 1/2 Karree Gervais, 2 EL Buttermilch, 1 TL frisch geriebener Meerrettich, 1/2 TL Friate

Die Tomaten aushöhlen, Gervais mit dem Ausgehöhlten der Tomaten und den übrigen Zutaten sahnigrühren. Die Tomaten mit dieser Käsecreme duftig füllen.

## 202 Tomaten, gefüllt mit Käsetatar

*(rund 10 g F)*

60 g Quark, 20 g Gervais, 1 Eigelb, 2 EL Buttermilch, Kümmel, 2 mittelgroße Tomaten

Quark mit Gervais und Eigelb verkneten, mit Buttermilch sahnigrühren. In die ausgehöhlten Tomaten hoch einfüllen und mit Kümmel bestreuen.

## 203 Tomaten, gefüllt mit Sellerie

*(rund 4 g F)*

2 Tomaten aushöhlen und den Selleriesalat Nr. 186 duftig einfüllen; mit Petersilienzweiglein garnieren.

# Brot-Aufstriche

(Siehe auch Rezepte Nr. 91 bis Nr. 94, 100, 151, 152, 201, 202)

### 204 Vitaquell-Brotaufstrich pikant

*(rund 24 g F, auf mehrere Portionen zu verteilen)*

1. Art: 30 g Vitaquell-Vollwert-Fettnahrung mit Cenovis-Vitamin-Bierhefe-Extrakt — etwa bohnengroß — gut verkneten. Ähnelt geschmacklich Sardellenbutter.

2. Art: Zu der Cenovis-Bierhefe-Mischung noch etwas eingedicktes Tomatenmark verarbeiten.

3. Art: Wie 1. Art, dazu 1 Msp Curry. Von feiner Bratensoße kaum zu unterscheiden.

### 205 Cenovis-Quarkaufstrich

*(rund 4 g F)*

50 g Schichtkäse, 20 % i. T., mit 2 EL Milch oder Sauermilch und 1/2 TL Cenovis-Vitamin-Bierhefe-Extrakt sahnigrühren.

# Milchmischgetränke

*Zubereitung:* Milch und Saft mit dem Schneebesen, dem Multiquirl oder auch im Multimix mischen. Sollen frische Früchte mitzerkleinert werden, ist der Elektromixer am zweckmäßigsten, doch können sie auch mit der Gabel püriert und dann unter das Getränk gemischt werden. Die Zugabe von Quark erhöht den Heilwert dieser Milch-Mischgetränke.

## *Fettfreie Milch-Mischgetränke*

### 206 Bananen-Heidelbeer-Buttermilch

1/2 Banane pürieren und mit 2 EL Heidelbeer-Vollfrucht und 1/5 l Buttermilch verquirlen.

### 207 Erdbeer-Buttermilch

100 g Erdbeeren, 1 EL Sanddorn-Vollfrucht oder 1 EL Fruchtzucker, 1 EL Quark, 1/5 l Buttermilch.

### 208 Heidelbeer-Buttermilch

1/5 l Buttermilch, 1 EL Quark, 2 EL Heidelbeer-Vollfrucht.

### 209 Rote-Beete-Buttermilch-Cocktail

3 Likörgläser Rote-Beete-(Rote-Rüben-)Saft, 1 TL Friate, 2/10 l Buttermilch, 1 EL Quark.

### 210 Tomaten-Sanddorn-Cocktail

1/10 l Tomatensaft, 1/10 l Buttermilch, 1 EL Sanddorn-Vollfrucht.

## *Fetthaltige Milch-Mischgetränke*

Im Gegensatz zur nahezu fettfreien Buttermilch (1 l = 3 g) fällt der Fettgehalt von Vollmilch und daraus hergestellten Sauermilcharten mehr ins Gewicht. Nachstehend die Fettmengen in den jeweils üblichen Portionen für Mixgetränke:

| | |
|---|---|
| Vollmilch | $^1/_4$ l = 8,8 g Fett |
| Sauermilch | $^1/_4$ l = 8,8 g Fett |
| Joghurt (1 Flasche) | $^1/_5$ l = 8,0 g Fett |
| Bioghurt (1 Flasche) | $^1/_5$ l = 8,0 g Fett |

Die Sauermilcharten eignen sich am besten für die Leber-Galle-Diät. Bitte lesen Sie nach Seite 39, ›Sauermilch, Joghurt und Quark‹. Alle nachstehend für ›Bioghurt‹ angeführten Rezepte lassen sich auch mit Joghurt oder Sauermilch herstellen.

## 211 Apfel-Bioghurt

1 geschälter, feingeriebener Apfel, 1 EL Friate, 1 Flasche Bioghurt.

## 212 Bananen-Bioghurt

$^1/_2$ feinpürierte Banane, 1 EL Sanddorn-Vollfrucht, 1 Flasche Bioghurt.

## 213 Erdbeer-Bioghurt

100 g zerdrückte Erdbeeren, 1 EL Fruchtzucker, 1 Flasche Bioghurt.

## 214 Himbeer-Bioghurt

100 g passierte Himbeeren, 2 EL Fruchtzucker, 1 Flasche Bioghurt.

## 215 Heidelbeer-Bioghurt

1 Flasche Bioghurt, 2 EL Heidelbeer-Vollfrucht.

## 216 Johannisbeer rot mit Bioghurt

$^1/_{10}$ l roter Johannisbeersüßmost, 1 Flasche Bioghurt.

## 217 Johannisbeer schwarz mit Bioghurt

$^1/_{20}$ l schwarzer Johannisbeersüßmost, 1 Flasche Bioghurt.

## 218 Kirschsaft mit Bioghurt

$^1/_{10}$ l Sauerkirschsaft, 1 Flasche Bioghurt.

## 219 Sanddorn-Bioghurt

1 Flasche Bioghurt, 1 EL Sanddorn-Vollfrucht.

## 220 Sanddorn-Bananen-Bioghurt

Zu Rezept Nr. 219 $^1/_2$ pürierte Banane geben.

## 221 Siesa-Elf-Bioghurt

1 Flasche Bioghurt mit 2 EL Siesa-Elf verrühren.

## 222 Aufbau-Bioghurt

Allen Milch-Mischgetränken kann da, wo bei Appetitlosigkeit und nach Fastentagen Aufbaudiät nötig ist, Siesa-Elf zugefügt werden.

## 223 Apfel-Karotten-Bioghurt

Je 3 Likörgläser Apfelsaft und Karotten- oder Möhrensaft, 1 Flasche Bioghurt.

## 224 Apfel-Rettich-Bioghurt

1 Likörglas Rettichsaft, 2 Likörgläser Apfelsaft, 1 Flasche Bioghurt, nach Wunsch etwas Honig.

## 225 Karotten-Bioghurt

3 Likörgläser Karotten- oder Möhrensaft, 1 Flasche Bioghurt, nach Wunsch etwas Honig.

## 226 Rettich-Bioghurt

1 Likörglas Rettichsaft, 1 TL Honig, 1 Flasche Bioghurt.

## 227 Tomaten-Bioghurt

$^{1}/_{10}$ l Tomatensaft, 1 TL Honig, 1 Flasche Bioghurt.

## 228 Mandelmilch

*(3 g F)*

$^{1}/_{10}$ l abgekochtes Wasser, 5 g = 1 gestrichener TL original Mandelemulsion ›Nuxo‹. Das Wasser wird zunächst tropfenweise zu der Mandelemulsion gerührt, allmählich kann es etwas schneller nachgegossen werden, es ergibt eine milchige Flüssigkeit. Keinesfalls darf sie gekocht werden.

## 229 Sanddorn-Mandelmilch

Der Mandelmilch Nr. 228 1 TL Sanddorn-Vollfrucht zufügen.

## 230 Heidelbeer-Mandelmilch

Der Mandelmilch Nr. 228 1 EL Heidelbeer-Vollfrucht zufügen.

# Register der Rezepte

(Nach Nummern geordnet, die schräggedruckten Ziffern bezeichnen die Seitenzahlen)

## GETREIDE-FRISCHSPEISEN



## BREIE, GRÜTZEN, MEHLSPEISEN, REIS



## QUARKSPEISEN

VEGETARISCHES VOM GRILL



KOMPOTTE



SÜSS-SPEISEN



DIÄTETISCHES GEBÄCK



SALATSOSSEN



FRISCHKOSTSALATE

BROTAUFSTRICHE



MILCH-MISCHGETRÄNKE



**Über alle bei Heyne erschienenen Kochbücher informiert ausführlich das Heyne-Gesamtverzeichnis. Sie erhalten es von Ihrer Buchhandlung oder direkt vom Verlag.**

**Wilhelm Heyne Verlag, Postfach 20 12 04, 8000 München 2**

HEYNE BÜCHER

# HEYNE DIÄTKOCHBÜCHER

*Abnehmen ohne zu leiden. Experten geben Tips für schmackhafte Wege zu Schlankheit, Gesundheit, Schönheit*

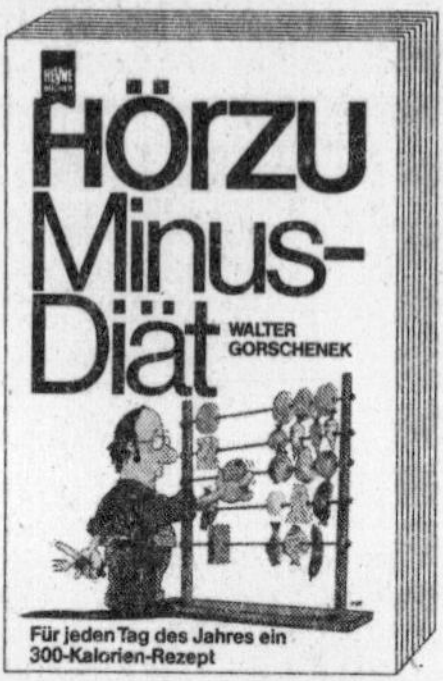


**07/4393 - DM 7,80**

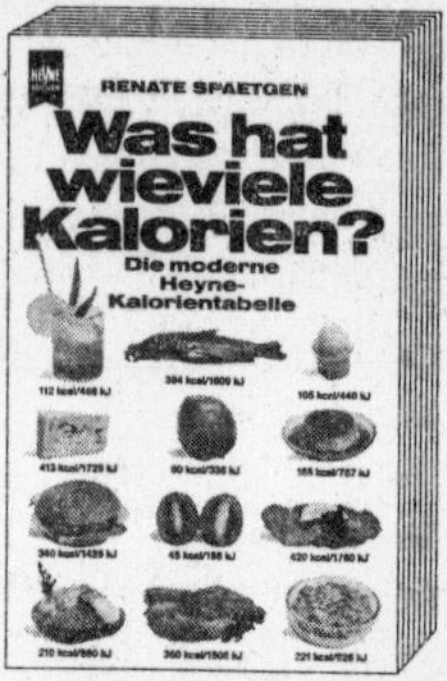


**07/4340 - DM 4,80**

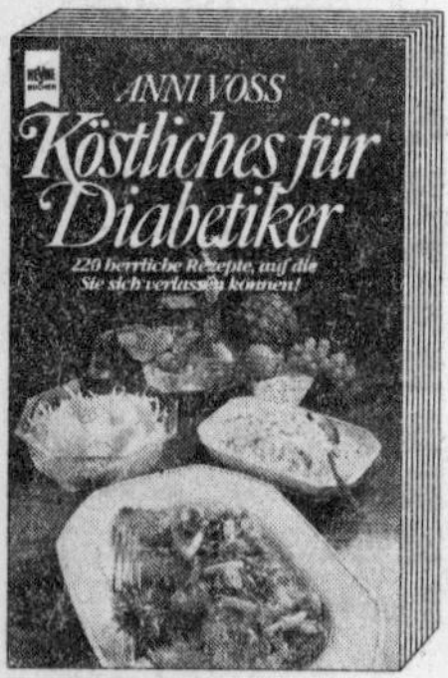


**07/4420 - DM 7,80**

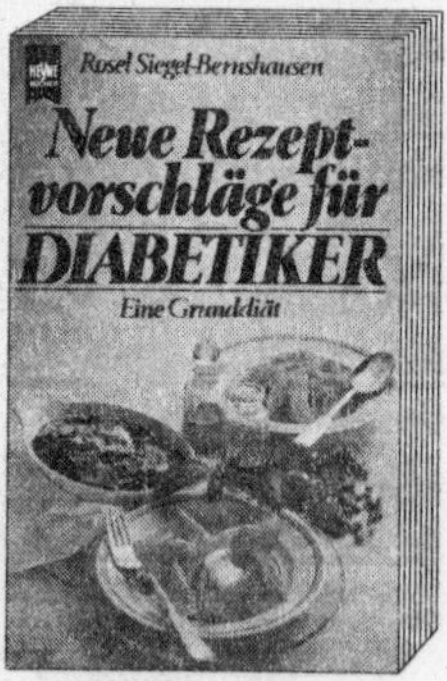


**07/4353 - DM 5,80**

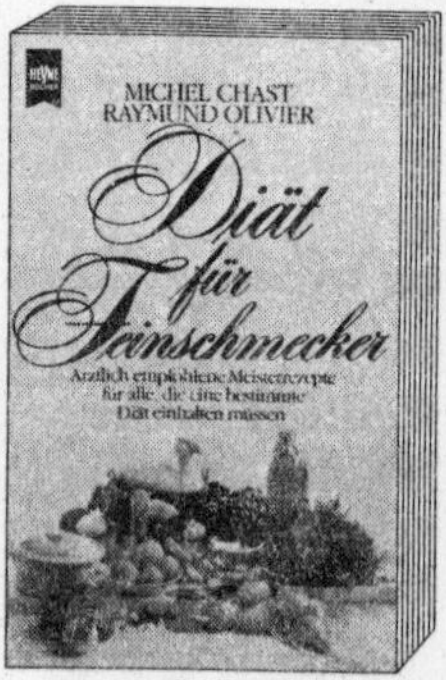


**07/4369 - DM 10,80**

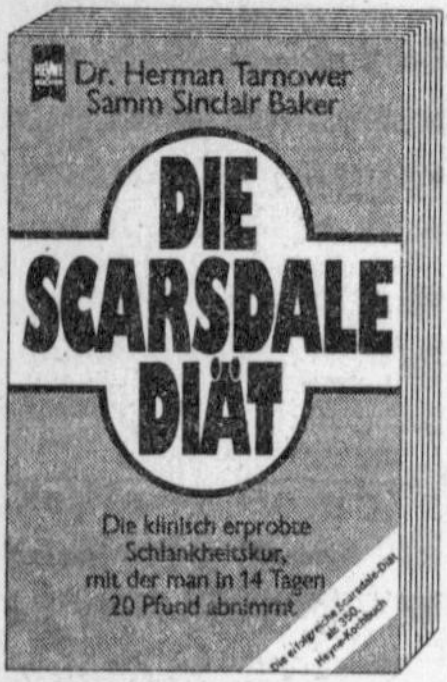


**07/4350 - DM 8,80**

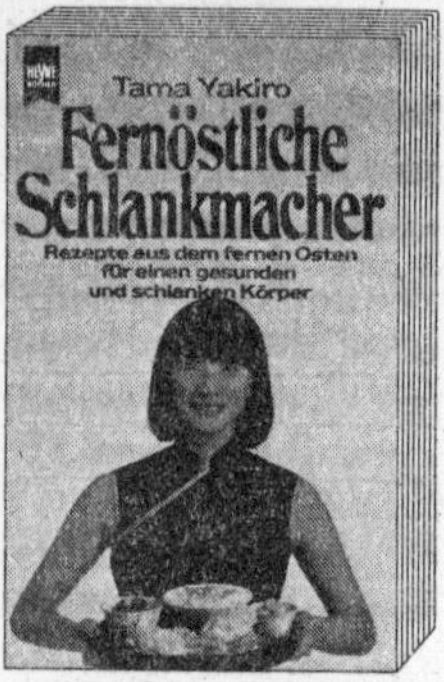


**07/4397 - DM 6,80**

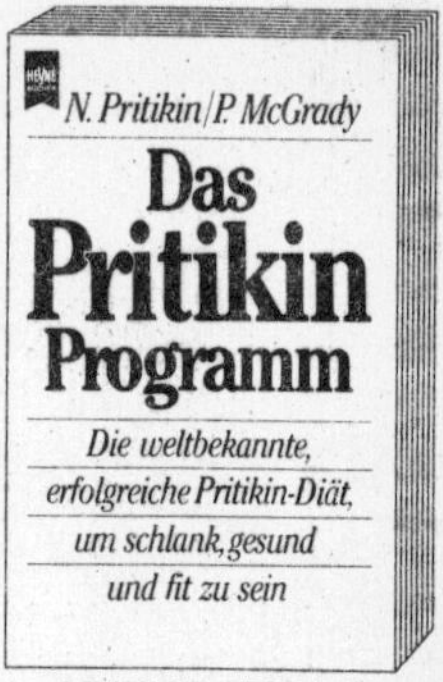


**07/4367 - DM 9,80**